摂食・嚥下障害リハビリテーション

編集 | 藤田保健衛生大学
馬場　尊・才藤栄一

株式会社 新興医学出版社

Dysphagia Rehabilitation
— Rehabilitation of Eating —

Editor
Mikoto Baba MD, DMSc
Eiichi Saitoh MD, DMSc

© 2008 published by
SHINKOH IGAKU SHUPPAN CO., LTD TOKYO.
Printed & bound in Japan

執筆者一覧

■編　　者

馬場　　尊	藤田保健衛生大学医療科学部 リハビリテーション学科	
才藤　栄一	藤田保健衛生大学医学部 リハビリテーション医学講座	

■執筆者一覧（執筆順）

馬場　　尊	藤田保健衛生大学医療科学部 リハビリテーション学科
才藤　栄一	藤田保健衛生大学医学部 リハビリテーション医学講座
柴田　斉子	関西医科大学附属枚方病院 リハビリテーション科
平岡　　崇	川崎医科大学 リハビリテーション医学教室
戸原　　玄	日本大学歯学部 摂食機能療法学講座
太田喜久夫	松阪中央総合病院 リハビリテーション科
松尾浩一郎	松本歯科大学大学院 健康増進口腔科学講座
藤井　　航	藤田保健衛生大学七栗サナトリウム 歯科
角　　保徳	国立長寿医療センター病院 先端医療部口腔機能再建科
道脇　幸博	武蔵野赤十字病院 特殊歯科・口腔外科
三浦　宏子	九州保健福祉大学 保健科学部
桜井　洋一	藤田保健衛生大学 上部消化管外科
西田　卓明	藤田保健衛生大学 食養部
丹羽　朝子	藤田保健衛生大学 食養部
谷口めぐみ	藤田保健衛生大学 公衆衛生看護科
稲葉　一樹	藤田保健衛生大学 上部消化管外科
宇山　一朗	藤田保健衛生大学 上部消化管外科
小森　義之	藤田保健衛生大学 上部消化管外科
砂川理三郎	藤田保健衛生大学 上部消化管外科
古田　晋平	藤田保健衛生大学 上部消化管外科
加賀谷　斉	藤田保健衛生大学医学部 リハビリテーション医学講座
桜井　一生	藤田保健衛生大学 耳鼻咽喉科
藤谷　順子	国立国際医療センター リハビリテーション科
尾関　保則	刈谷豊田総合病院 リハビリテーション科
髙橋　博達	聖隷三方原病院 リハビリテーション科
千坂　洋巳	芳野病院 リハビリテーション科
小口　和代	刈谷豊田総合病院 リハビリテーション科
肥田　岳彦	藤田保健衛生大学医療科学部 リハビリテーション学科 作業療法専攻，解剖学
向井　美惠	昭和大学歯学部 口腔衛生学教室
横山　通夫	藤田保健衛生大学医学部 リハビリテーション医学講座
神津　　玲	長崎大学医学部・歯学部附属病院 リハビリテーション部
藤島　一郎	聖隷三方原病院 リハビリテーションセンター
岡田　澄子	藤田保健衛生大学医療科学部 リハビリテーション学科
清水　充子	埼玉総合リハビリテーションセンター 言語聴覚科
鎌倉やよい	愛知県立看護大学 看護学部
東口　髙志	藤田保健衛生大学医学部 外科学・緩和ケア講座
矢賀　進二	尾鷲総合病院 NST・リハビリテーション部
江頭　文江	地域栄養ケア PEACH 厚木
時里　　香	熊本機能病院 神経内科
渡邊　　進	熊本機能病院 神経内科
三石　敬之	今村病院分院 リハビリテーション科
濱田　暁子	国分生協病院 内科
橋本洋一郎	熊本市立熊本市民病院 神経内科
野﨑　園子	兵庫医療大学 リハビリテーション学部
鄭　　漢忠	北海道大学大学院歯学研究科 口腔顎顔面外科学
植田耕一郎	日本大学歯学部 摂食機能療法学講座
Denise M. Monahan	Good Samaritan Hospital
Jeffrey B. Palmer	Johns Hopkins University School of Medicine

序　文

　摂食・嚥下障害のリハビリテーションへの臨床的関心は高い．高齢者障害者数が急増しつつある現状において，「食べること」は，彼らの尊厳を保つために欠くことができない課題だからである．

　日本における摂食・嚥下障害のリハビリテーションは，1980年代半ばより始まった．1990年代に入って急速に拡大し，1994年の診療報酬改訂において「摂食機能療法」が新設された．1995年には学際的学会である日本摂食・嚥下リハビリテーション学会が創設された．同学会は順調に発展し，その会員数は，2008年現在，5,000名を超えた．臨床場面では，嚥下造影はもちろん，嚥下内視鏡も広く使用されるようになった．看護師や言語聴覚士など，各職種において認定制が生まれつつある．

　日本における摂食・嚥下リハビリテーションの特徴のひとつにリハビリテーション科医の積極的参加がある．米国では，リハビリテーション医学領域においてまだ極めてマイナーな領域でしかないのに対し，日本ではこの10年，最も重要な領域のひとつと認知されるようになり，嚥下障害関連発表がリハビリテーション医学会学術集会演題の10％以上を占める．

　摂食・嚥下リハビリテーションという考え方は，嚥下という運動を中心に，しかし，それを超えて，食べることに必要な判断，食塊形成に欠かせない咀嚼，そして，食べる姿勢，食べ物自身，そして食べ方そのものの変容（訓練）にまで対象を拡張し，食べる問題を抱える個人の生活を援助する術に結びつけるものである．この実用主義的な総合的介入法は，まさにリハビリテーション医学のあり方そのものでもある．

　摂食・嚥下という考え方は，リハビリテーションという実用的側面のみならず，生理学的にも「咀嚼と嚥下という運動を同時に考えるとそれは単に咀嚼＋嚥下ではない」ということを明らかにしつつある．プロセスモデルと呼ばれる咀嚼嚥下複合体は，臨床的にも生理学的にも極めて重要な考え方に発展してきた．

　本書では，編者らが個人的にもよくその業績を知っている一線の臨床家にそれぞれ得意のテーマを解説してもらった．読者の臨床にとって，役立つものになっていると考えている．

　　　　　　　　　　　　　　　　　　　　　　　　　　　　　　　　2008年6月
　　　　　　　　　　　　　　　　　　　　　　　　　　　　　　　　馬場　尊，才藤栄一

目　次

第Ⅰ章　総　論
- A．摂食・嚥下リハビリテーションの考え方 ………………………………………………… 3
- B．摂食・嚥下の生理―咀嚼嚥下という考え方 ……………………………………………… 7

第Ⅱ章　摂食・嚥下障害の評価
- A．病歴・身体所見のポイント ………………………………………………………………… 13
- B．臨床的評価（嚥下造影・内視鏡を使用しない評価）…………………………………… 16
- C．嚥下内視鏡検査―鼻咽喉ファイバースコープを用いた嚥下機能評価法の実際 ……… 25
- D．嚥下造影 ……………………………………………………………………………………… 30

第Ⅲ章　知っておきたい基礎知識
- A．摂食・嚥下機能に対する加齢の影響 ……………………………………………………… 37
- B．高齢者の咀嚼嚥下 …………………………………………………………………………… 41
- C．歯科と摂食・嚥下障害 ……………………………………………………………………… 45
- D．胃瘻造設とその管理 ………………………………………………………………………… 49
- E．摂食・嚥下障害に対する機能的電気刺激法 ……………………………………………… 52
- F．摂食・嚥下障害に対する外科治療 ………………………………………………………… 54
- G．誤嚥性肺炎 …………………………………………………………………………………… 56
- H．経管栄養 ……………………………………………………………………………………… 61
- I．摂食・嚥下障害と薬物療法 ………………………………………………………………… 65
- J．摂食・嚥下障害患者の服薬指導 …………………………………………………………… 68
- K．脳卒中　摂食・嚥下障害の治療帰結 ……………………………………………………… 71
- L．舌・咽頭・喉頭・食道の構造と神経支配 ………………………………………………… 75
- M．摂食・嚥下の発達と障害 …………………………………………………………………… 81

第Ⅳ章　リハビリテーションの実際
- A．咀嚼負荷嚥下法 …………………………………………………………………… 85
- B．摂食・嚥下障害に対する呼吸理学療法 ………………………………………… 89
- C．摂食・嚥下障害に対する間接訓練 ……………………………………………… 92
- D．摂食・嚥下障害に対する直接訓練 ……………………………………………… 96
- E．摂食・嚥下障害患者に対する食事介助 ………………………………………… 104
- F．摂食・嚥下障害とNST …………………………………………………………… 107
- G．摂食・嚥下障害者の食事の対応 ………………………………………………… 111
- H．球麻痺の摂食・嚥下リハビリテーション ……………………………………… 115
- I．偽性球麻痺の摂食・嚥下リハビリテーション ………………………………… 119
- J．神経・筋疾患の摂食・嚥下リハビリテーション ……………………………… 121
- K．摂食・嚥下補助装置・訓練用器具 ……………………………………………… 125

第Ⅴ章　最新のトピックス
- A．介護保険と摂食・嚥下障害 ……………………………………………………… 129
- B．米国の摂食・嚥下リハビリテーション
　　—Dysphagia Rehabilitation in the United States— ………………………………… 133

索引 ……………………………………………………………………… 137

第 I 章

総 論

A．摂食・嚥下リハビリテーションの考え方
B．摂食・嚥下の生理―咀嚼嚥下という考え方

I．総論

A．摂食・嚥下リハビリテーションの考え方

馬場　尊[*]　才藤栄一[**]

- 原則1：栄養摂取経路の不適合を是正する．
  栄養摂取経路の不適合の結果は低栄養，脱水，肺炎などである．まずこれらを是正する．
- 原則2：口腔衛生を適正化する．
  障害者の口腔内は不衛生である．絶食はそれを助長する．急性期からの口腔ケアが大切である．
- 原則3：基礎訓練を計画する．
  基礎訓練は，筋力，可動域，呼吸などである．すべての症例に適用する．
- 原則4：可能な経口摂取方法を模索し，適応する．
  嚥下造影による的確な評価に基づき計画する．
- 原則5：段階的に難易度を増す．
  過負荷の原理を摂食・嚥下訓練に導入する．
- 原則6：リハビリテーションで改善しなければ，観血的治療を検討する．

Key Words　摂食・嚥下リハビリテーション，口腔ケア，間接訓練，直接訓練，経管栄養

はじめに

摂食・嚥下リハビリテーションにはエビデンスが乏しいと言われている[1]．たしかに臓器レベルの訓練効果としてそれを否定することはできない．しかし，摂食・嚥下障害にリハビリテーションが介入すると，肺炎が減少し，栄養状態が改善[2]し，経口摂取[3]が可能になる．その過程の考え方を原則として紹介させていただく．

原則1：栄養摂取経路の不適合を是正する

栄養摂取経路の不適合とは，患者の栄養摂取能力と，栄養摂取方法が合致していないことを指す．栄養摂取能力には，①摂食，②嚥下，③消化・吸収が含まれ，栄養摂取方法には，①経口，②経消化管（経管），③経脈管（経静脈）が考えられる．この両者が不適合となった結果が低栄養や脱水，肺炎であろう．すなわち栄養摂取能力に比し，難易度の高い摂取方法を行った場合である．これらが遷延する患者をみた場合にはこのことを念頭において対策を講じるべきである．逆に能力があるのに難易度の低い方法を選択していることもある．この場合は廃用の原因となり，疾患の治療中などに起こりうる．

一例を挙げてみる．「患者は咽頭期障害があり，水分の誤嚥をしやすい状態である．不顕性誤嚥のため，食事中にむせることはない．そのため食事を変更あるいは中止することなく継続させる．そして肺炎を併発する．その治療のために一時的に絶食する．末梢静脈栄養で管理する．低栄養になる．廃用も加わる．肺炎が治る．経口摂取を開始する．しかし，廃用のため以前よりも咽頭期障害が悪化し，口腔期の問題も加わる．しかし，医師は患者に中枢神経障害がないはずと思い，嚥下障害を否認する．経口摂取が継続される．肺炎を再発する．絶食になる．……」このような劣悪な物語はそれほどまれなこととは思えない．

この例のポイントは2つある．まずは，不顕性誤嚥を見逃し，不適切な経口摂取を継続したこと．もうひとつは肺炎中の栄養対策で，経消化管栄養あるいは中心静脈栄養を検討すべきではなかったかということである．後者はもちろん治療期間に左右されるであろうが，低栄養を可能な限り予防する対策が必要である．

脳卒中などで急性に摂食・嚥下障害に罹患したときも同様のことが起こりうる．栄養摂取能力を

---

[*] 藤田保健衛生大学医療科学部　リハビリテーション学科　　[**] 藤田保健衛生大学医学部　リハビリテーション医学講座

評価し，能力に適正な栄養摂取方法を選択し，低栄養・脱水・廃用を予防する．もし，これらが認められた場合には，是正に努める．経管栄養を積極的に導入し，間歇的経管栄養法[4]や胃瘻[5]の適応を躊躇しない．低栄養・脱水・肺炎が存在する間は，リハビリテーションによる改善効果はないからである．

□ 原則2：口腔衛生を適正化する

障害者の口腔衛生は劣悪であるとの報告がある[6]．絶食による自浄作用の低下，口腔清掃の能力の低下が主要因であろう．発症前までは特に問題がなかったはずの例でも，脳卒中後，数日間の意識障害で，口腔衛生は著しく悪化する．舌苔や歯垢は嫌気性菌の温床であり，歯周病や誤嚥性肺炎の原因となっている．リハビリテーションの目標を経口摂取の安定化とすると，口腔は摂食・嚥下リハビリテーションの主要な対象臓器である．したがって，口腔内のメインテナンスはリハビリテーションの第一段階となる必要がある．急性期でも早期から対策を講じると以後の対応が非常に簡易になるし，誤嚥性肺炎の発症も減る．対策が不十分であった例では改善させるのが困難なことがあるので，積極的に歯科の応援を依頼すべきである．

□ 原則3：基礎訓練を施行する

基礎訓練とは，筋力訓練や関節可動域訓練の範疇にはいるもので，摂食・嚥下リハビリテーションでは間接訓練と称している．さまざまな方法が存在するが，嚥下そのものに対しての有効性に関して，エビデンスが明確なものは少ない．よってエビデンスのないものは行わないという考え方になると，行うことが非常に限られる．その一方で禁忌事項に配慮すれば，副作用の心配は少ない．したがって間接訓練の適応は，症例の病態生理と合致する手法を採用するということである[7]．

たとえば，「脳卒中治療ガイドライン（2004）」[8]の嚥下障害の項をみると，Thermal Stimulationは行わないほうが良い手技とされている．これは咽頭部を冷刺激して嚥下反射を起こさせる手技で，訓練場面では広く行われている．たしかに，嚥下反射惹起閾値を持続的に低下させる効果は証明されていない[9]．しかし，即時的には嚥下を誘発するし，摂食訓練の導入手技として否定されるものではないと考えている．また，頸部の電気刺激法がエビデンスのある訓練手技として紹介されている．論文をみるとエビデンスの高い内容になっている[10]が生理学的に考察すると疑わしいもので，米国のおもなグループや日本ではこの結果に対して否定的な見解である．よって普及はしていない．いずれにせよ，禁忌事項さえ守れば副作用は考えにくいので試みても悪くはない．特に意識障害など能動的に訓練に参加できない例には応用すべき方法かもしれない．一方，間接訓練でエビデンスが証明され広く受け入れられている手技にShakerのhead-raising exercise[11]（Shaker訓練）がある．本法は喉頭挙上筋群の筋力増強が第一義と考えられる．

嚥下関連器官以外の訓練としては，頸部や肩甲帯，胸郭の可動域訓練，それに関わる筋力訓練，呼吸訓練，咳嗽・排痰訓練などがある．これらはどのような病態や病期の摂食・嚥下障害患者にも必要なものである．理学療法，作業療法を応用して施行するものである．

□ 原則4：
　可能な経口摂取方法を模索し，適応する

摂食・嚥下リハビリテーションのひとつのポイントは，「安全にかつ，もっとも難易度の高い手法で，経口摂取を行わせる」ことである．歩行訓練で「歩行させる」のと同じ次元のことである．歩行は歩行のみにより訓練されるように，嚥下は嚥下のみにより訓練されるのである．

さて，「難易度」という言葉を使用した．この難易度とはやや概念的で，最終目標を最高難易度，つまり「垂直座位で普通食の経口摂取」とし，訓練ではこの方向へのベクトルを考慮するものである．難易度の低い方向のベクトルは，この目標よりもっとも概念的に遠いもの，たとえば，リクライニング位であったり，均質なゼリー食であったりということである．訓練では安全で概念的に「垂直座位で普通食の経口摂取」に近い方向の摂食方法を選択する．一方，訓練以外での栄養摂取のための方法はより安全を重視し，一段階落とした摂食方法を選択する．

以上のように，リハビリテーションの計画は，まずは安全性を犠牲にしないで，通常の食形態，摂食方法に，もっとも概念的に近いと考えられる方法を模索することから始まる．このためには，嚥下造影が不可欠となる．長期間の経鼻経管栄養や胃瘻の例であっても，低栄養や脱水などから離

脱し原疾患が落ち着いていれば，何らかの形で経口摂取が可能である例は少なくない．そして，一度経口摂取が開始されるとそれを契機に改善し，経管栄養が不要になる例もまれでない[3]．

□ 原則5：段階的に難易度を増す

　訓練効果には「過負荷の原理」がある．ある一定以上の負荷を与えないと増強方向への効果が得られないというものである．ヒトに与えられた不変の原理であり，様々な課題の習得過程おいて根元的なものである．したがって，当然に摂食・嚥下リハビリテーションにもこの概念を応用しなければならない．

　先に難易度については解説した．そして，もっとも安全で難易度の高い手法を応用することを述べた．そうして安定した経口摂取が開始されると，嚥下機能はさらに改善する．歩行機能が歩行により改善することと同列である．そしてその改善を確認後，一段階難易度を増す．この難易度調整を行わなければ次のレベルに到達させることは困難である．リクライニング位であれば，起こしてみる．ゼリーであれば，ペーストにしてみるのである．嚥下造影などを駆使し，次のレベルのもっとも安全で難易度の高い手法を模索するのである．食物形態，姿勢，嚥下手技などの要素（摂食条件）を「垂直座位，普通食」方向へのベクトルに向けて変化させてゆく．そこで，安定した経口摂食が確立すれば，また精査を行い次のレベルを模索する．これを一般に，「段階的摂食訓練」と称している．段階的摂食訓練の施行において繰り返しの検査は必須である．特に嚥下は歩行と異なり，誤嚥などの誤反応（歩行の場合，転倒）をただちに判断し介助することが不可能である．そのため，常に適正なレベルを評価する必要がある．

　難易度について，もう一つの要素がある．それは咀嚼の問題[1,2]である．他項で詳しく述べられるが，咀嚼をともなう嚥下は咽頭にとって危険度の増す（難易度の高い）嚥下となる．特に咬むと液体と固形物が分離しやすい食形態（たとえば水分の多い果物）はもっとも誤嚥しやすいものである．このことを十分に理解して摂食・嚥下リハビリテーションを計画しなければならない．

　摂食条件を変更する場合，体位と食形態のどちらを優先して難易度を増すかについては症例によるが，次のような考え方で行うと臨床に合致する．すなわち食事摂取が自立する例には体位を優先的に変化させ，食事に介助を要する例には食形態から変化させたほうが対応しやすい．

□ 原則6：
　　リハビリテーションで改善しなければ
　　観血的治療を検討する

　リハビリテーションで改善しない場合，具体的には3ヵ月の濃密なリハビリテーションを行い，かつ発症後期間が6ヵ月以上の症例で，経口摂取が確立しない場合，耳鼻科的な機能再建手術を考慮する．

　摂食・嚥下リハビリテーションは短期間で結果が出にくいものである．球麻痺の経管栄養例に対するわれわれの経験では，発症後6ヵ月以内で訓練を開始した場合，開始後3ヵ月の時点で，改善が認められる症例はさらに3ヵ月程度の訓練で経口摂食の獲得に成功するものが多かった[3]．この経験が上記のような判断のよりどころである．

おわりに

　以上が藤田保健衛生大学で行っている摂食・嚥下リハビリテーションの原則である．嚥下造影の所見を最重視し，摂食・嚥下の難易度を意識して，評価し訓練計画を立てることに特長があると思う．参考にしていただければ幸いである．

文　献

1) 田中芳幸, 青柳陽一郎, 椿原彰夫, 他：リハビリテーション治療の有効性を検証する　嚥下障害に対するリハビリテーション. EBMジャーナル 5：463-467, 2004

2) Doggett DL, Tappe KA, Mitchell MD, et al：Prevention of pneumonia in elderly stroke patients by systematic diagnosis and treatment of dysphagia：an evidence-based comprehensive analysis of the literature. Dysphagia 16：279-295, 2001

3) 尾関保則, 馬場　尊, 才藤栄一, 他：脳幹病変による慢性期摂食・嚥下障害の治療成績. 総合リハビリテーション 36：(7号印刷中), 2008

4) 木佐俊郎, 他：脳卒中患者の摂食嚥下障害に対する間歇的口腔カテーテル栄養法. リハビリテーション医学 34：113-120, 1997

5) Norton BM, Homer-Ward M, Donnelly MT, et al：A randomized prospective comparison

of percutaneous endoscopic gastrostomy and nasogastric tube feeding after acute dysphagic stroke. BMJ 312：13-16, 1996

6）鈴木美保，園田　茂，才藤栄一，他：高齢障害者のADLに対する歯科治療の効果．リハビリテーション医学 40：57-67, 2003

7）馬場　尊：脳卒中の主な障害に対するリハビリテーション　摂食・嚥下障害．Modern Physician 24：1479-1482, 2004

8）篠原幸人，吉本高志，福内靖男，他：脳卒中治療ガイドライン（2004）．協和企画, 2004

9）Rosenbek JC, Robbins J, Fishback B, et al：Effects of thermal application on dysphagia after stroke. J Speech Hear Res 34：1257-1268, 1991

10）Freed ML, Freed L, Chatburn RL, et al：Electrical stimulation for swallowing disorders caused by stroke. Respir Care 46：466-474, 2001

11）Shaker R, Easterling C, Kern M, et al：Rehabilitation of swallowing by exercise in tube-fed patients with pharyngeal dysphagia secondary to abnormal UES opening. Gastroenterology 122：1314-1321, 2002

12）武田斉子，才藤栄一，松尾浩一郎，他：咀嚼が食塊の咽頭侵入に及ぼす影響．リハビリテーション医学 39：322-330, 2002

I. 総論

B. 摂食・嚥下の生理——咀嚼嚥下という考え方

柴田 斉子*
しばた せいこ

- 4期モデルは液体の一口飲みの評価から得られた嚥下モデルであり，嚥下造影検査の標準化を目的として汎用されている．
- プロセスモデルは初めての固形物の咀嚼嚥下モデルであり，嚥下反射開始前に咀嚼にともなって食塊が中咽頭まで能動的に輸送され（Stage II transport），そこで食塊形成されることが特徴である．
- Stage II transport は咀嚼にともなう舌の能動輸送によって生じ，液体を含む食物の場合には食塊は嚥下反射開始前に下咽頭にまで達する．
- 「食べること」と「飲むこと」は著しく異なる嚥下動態を呈するため，嚥下機能の評価にはそれぞれに適した嚥下モデルを用いることが必要である．

Key Words 咀嚼嚥下，プロセスモデル，Stage II transport，嚥下反射

□ 4期モデルとプロセスモデルの比較

現在まで，標準的に用いられてきた嚥下モデルは，摂食・嚥下時の食塊の解剖学的位置と，それに対応する運動により定義されたモデルである．すなわち，口腔期，咽頭期，食道期の連続した3期からなるモデル（three stage model）を基本とし，口腔期を準備期と送り込み期にわけたものが4期モデル（four stage model）である．これは液体の一口飲み（command swallow：命令嚥下）の評価から得られたもので，食塊の移動から嚥下を，連続するが明確に区分できる過程と定義している[1]．この一口飲みの評価は嚥下造影検査（videofluorography：VF）の効率化，標準化を目的として広く受け入れられてきた[2]．嚥下反射惹起の遅延は，嚥下反射のトリガーが口峡付近にあるという考えに基づき，VF側面像で舌根部と下顎下縁の陰影が交わるポイントを指標として，嚥下運動開始時の食塊先端位置との関係で議論されてきた．Logmannらは咀嚼を必要としない食物では，嚥下動作前に食塊が口峡のトリガーポイントを越えて咽頭に流入するのは異常であると述べた[3]．一方で，健常人の自由な嚥下の観察により，嚥下動作前に食塊が喉頭蓋谷に流入することは異常ではないことが Linden ら[4]，Feinberg[5]，Dua ら[6]によって示された．したがって4期モデルでは自由な摂食・嚥下動態の説明に限界があるため，咀嚼を含めた嚥下動態の検討がなされるようになった．

1997年に Hiiemae と Palmer は健常人において固形物の咀嚼をともなう嚥下を観察し，嚥下に先立って咀嚼中に粉砕された食塊の一部が中咽頭に進入し，そこで食塊としてまとめられることを報告し，従来の嚥下運動モデルとは異なるモデルとしてプロセスモデル（Process model）を提唱した[7,8]．これは初めての固形物の咀嚼嚥下モデルである．その特徴は，前述した中咽頭での食塊形成である．咀嚼により粉砕されて細かくなった食塊が咀嚼と併行して中咽頭に進入するため，4期モデルで明確に区分されていた口腔準備期と口腔送り込み期はオーバーラップする．この食塊が口峡から咽頭に送り込まれる現象を Stage II transport と定義した（図1）．さらに Palmer は咽頭部にかかる重力の影響を除いた状態での食塊の動きを調べるためによつばい位で同様の観察を行い，座位と同様に咀嚼にともなう食塊の咽頭進入を明らかにした．この結果から Stage II transport は舌の蠕動運動による能動輸送であることを報告した[9]．この報告から，咀嚼をともなう嚥下は，食塊が口腔から咽頭に送り込まれる瞬間に嚥下反射が惹起されるとした4期モデルとは著しく異なる動態を

* 関西医科大学附属枚方病院 リハビリテーション科

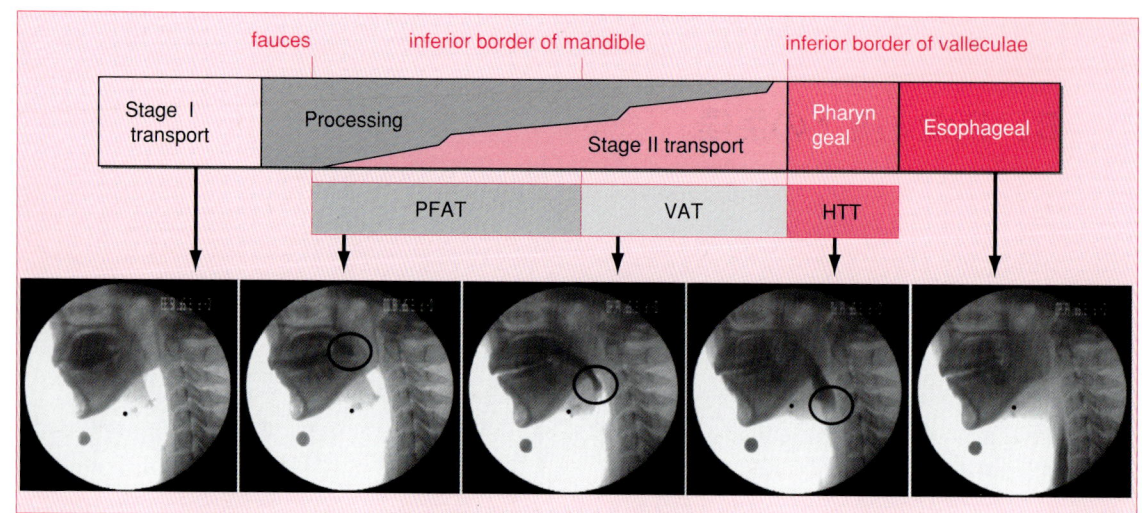

図1 プロセスモデルの流れ

プロセスモデルの模式図と健常人が半固形物（コンビーフ）を咀嚼嚥下したときのVF画像を示す．
口腔内に取り込まれた食物は舌により臼歯部まで運ばれた（stage I transport）後に，咀嚼され（Processing）嚥下可能なまでに粉砕され，舌による能動輸送により中咽頭まで送り込まれ（Stage II transport），食塊形成される．Stage II transport は VF からみた食塊先端の位置により PFAT と VAT に分けられる．
PFAT：Postfaucial aggregation time，食塊先端が口峡を越えてから下顎下縁と舌背が交わる高さに達するまで．
VAT：Valleculae aggregation time，下顎下縁と舌背が交わる高さを越えてから喉頭蓋谷に達するまで．
HTT：Hypopharyngeal transit time は狭義の咽頭期に相当し，食塊先端が喉頭蓋谷を越え食道入口部に達するまで．

呈することがわかった．

□ 咀嚼が食塊の咽頭進入に与える影響

嚥下反射開始前に食塊が咽頭に達する現象は，嚥下障害者にとっては誤嚥のリスクを高めることとなり，危険である．嚥下反射惹起時に食塊がどこに存在するかは，誤嚥の要因を見極めるうえでも重要である．そこで Stage II transport の出現率を明らかにし，さらに嚥下反射開始時の食塊先端位置を検討する目的で，液体咀嚼嚥下および液体と固形物を同時に口腔内に入れ咀嚼嚥下するという課題（混合咀嚼嚥下）を加え，健常若年者10名においてプロセスモデルの追試を行った[10,11]．結果を表1に示した．嚥下反射惹起時（喉頭挙上開始時）に食塊先端が喉頭蓋谷領域に達したものをStage II transport ありと判定すると，その出現率は液体命令嚥下，液体咀嚼嚥下，コンビーフ咀嚼嚥下，クッキー咀嚼嚥下，混合咀嚼嚥下の順に，10.5%，45.0%，55.0%，65.0%，100%であった．命令嚥下で出現頻度が低く，咀嚼嚥下で高く，Stage II transport は咀嚼にともなう現象であることが示唆された．さらに下咽頭領域まで食塊先端が達した率は，それぞれ0%，25.0%，0%，15.0%，72.2%であり，液体咀嚼嚥下，混合咀嚼嚥下では嚥下反射開始前に食塊が下咽頭に達する現象が高率に認められた．また，よつばい位ではStage II transport の出現率は液体咀嚼嚥下，コンビーフ咀嚼嚥下，混合咀嚼嚥下の順に，55.0%，52.6%，60.0%で，下咽頭領域まで食塊先端が達した率は，それぞれ10.0%，0%，5.0%であった．よつばい位では食塊の進行方向に対して，口腔部分が抗重力位，咽頭部が重力除去位となる．咀嚼にともなって食塊は重力に抗して喉頭蓋谷領域まで輸送されたが，下咽頭まで食塊が達する率が減少した．つまり，Palmer らが報告[9]したようにStage II transport はおもに咀嚼にともなう舌の能動輸送によって生じるが，さらに座位での下咽頭への食塊進行は液体を含む流動性の高い食物で生じ，重力の影響を受けることが考えられた．VF 上で Stage II transport の成因となる舌運動の観察は困難であり，実際は種々の影響の総和としての食塊の嚥下前咽頭進行を Stage II transport として評価しているのではあるが，嚥下前食塊進行の出現率の差は，Stage II transport が多様性のある事象であることを示唆する．この多様

表1 嚥下反射開始時の食塊先端の位置

嚥下反射開始を舌骨の上前方移動開始時と定義し，ビデオ画像上で舌骨が上前方に急速に移動を開始した時点の一つ前のフレームから食塊先端の位置を判定した．
OCA：Oral cavity area（口腔内）：口唇から軟口蓋と硬口蓋の境界まで．
UOP：Upper oropharyngeal area（口腔咽頭上部領域）：軟口蓋と硬口蓋の境界から下顎下縁の高さまで．
VAL：Valleculae area（喉頭蓋領域）：下顎下縁の高さから喉頭蓋底部まで．
HYP：Hypopharyngeal area（下咽頭領域）：喉頭蓋底部から食道入口部まで．
COM：液体命令嚥下，LQ：液体咀嚼嚥下，CB：コンビーフ咀嚼嚥下，CK：クッキー咀嚼嚥下，
MIX：混合咀嚼嚥下

(1) 座位

	COM	LQ	CB	CK	MIX
総数	19	20	20	20	18
ケース数（%）					
OCA	12 (63.2)	9 (45.0)	3 (15.0)	2 (10.0)	0 (0.0)
UOP	5 (26.3)	2 (10.0)	6 (30.0)	5 (25.0)	0 (0.0)
VAL	2 (10.5)	4 (20.0)	11 (55.0)	10 (50.0)	5 (27.8)
HYP	0 (0.0)	5 (25.0)	0 (0.0)	3 (15.0)	13 (72.2)
ケース数（%）					
UOP 以降	7 (38.6)	11 (55.0)	17 (85.0)	18 (90.0)	18 (100.0)
VAL 以降	2 (10.5)	9 (45.0)	11 (55.0)	13 (65.0)	18 (100.0)

(2) よつばい位

	LQ	CB	MIX
総数	20	19	20
ケース数（%）			
OCA	3 (15.0)	0 (0.0)	1 (5.0)
UOP	6 (30.0)	9 (47.4)	7 (35.0)
VAL	9 (45.0)	10 (52.6)	11 (55.0)
HYP	2 (10.0)	0 (0.0)	1 (5.0)
ケース数（%）			
UOP 以降	17 (85.0)	19 (100)	19 (95.0)
VAL 以降	11 (55.0)	10 (52.6)	12 (60.0)

性を利用して Stage II transport を生じないような食物形態や咀嚼法が確立できれば，嚥下障害者の摂食の安全性を高めることにつながるであろう．

ところで，なぜ咀嚼嚥下では嚥下反射開始前に食塊が下咽頭に達することが可能なのだろうか．この理由として咀嚼が嚥下反射惹起を抑制する可能性が考えられる．そこで，健常若年者9名において経鼻的に咽頭まで挿入したカテーテルから液体を注入し，液体注入開始から嚥下反射惹起までの時間を計測して咀嚼の有無による注入時間を比較した[12]．結果は咀嚼の有無では注入時間に有意差を認めず，咀嚼が嚥下反射惹起を抑制するという仮説は否定された．嚥下反射には延髄の嚥下中枢を介する即時的な反応による反射惹起と三叉神経，顔面神経，迷走神経領域の感覚入力の積算的な反応による反射惹起の2種類があり，この実験では誤嚥を防ぐための防御反応として即時的な嚥下を誘発し，咀嚼の影響を隠してしまった可能性が考えられた．随意嚥下の際には口腔から咽頭への食塊の進行にともなう感覚入力のフィードバックが嚥下反射惹起を調節すると考えられ，近年 functional MRI を用いた研究により，島，帯状回，感覚運動野の関与が論じられている[13~15]．咀嚼は食塊の咽頭進入の経路や速度に影響を与え，感覚入力のフィードバックを変化させると考えられ，今後さらに咀嚼と嚥下反射惹起の関連の検討

が必要である．一方，命令嚥下は「飲み込もう」という意志によりフィードフォワードで進行する過程である．このように「食べる」ことと「飲む」ことでは著しく異なる嚥下動態を呈するため，評価の際にもそれぞれに適した嚥下モデルを用いた注意深い観察が必要である．

文献

1) Palmer, J. B., Hiiemae, K. M.：口腔と咽頭における食塊送り込みの統合：嚥下生理に関する新しいモデル（伊勢村厚子，鈴木美保，才藤栄一訳）．日摂食嚥下リハ会誌 1：25-30, 1997

2) Ekberg O：Is It Good to Be Spontaneous？Dysphagia 14：43, 1999

3) logemann JA：Evaluation and treatment of swallowing disorders, 2nd Edition, Pro-ED, Texas, 1998

4) Linden P, Tippett D, Johnston J, et al：Bolus position at swallow onset in normal adults：preliminary observation. Dysphagia 4：146-150, 1989

5) Feinberg MJ：Radiographic techniques and interpretation of abnormal swallowing in adults and elderly patients. Dysphagia 8：356-358, 1993

6) Dua KS, Ren J, Barden E, et al：Coordination of deglutitive glottal function and pharyngeal bolus transit during normal eating. Gastroenterology 112：73-83, 1997

7) Palmer JB：Integration of oral and pharyngeal bolus propulsion：a new model for the physiology of swallowing. Japanese Journal of Dysphagia Rehabilitation 1：15-30, 1997

8) Hiiemae KM, Palmer JB：Food transport and bolus formation during complete feeding sequences on foods of different initial consistency. Dysphagia 14：31-42, 1999

9) Palmer JB：Bolus aggregation in the oropharynx does not depend on gravity. Arch Phys Med Rehabil 79：691-696, 1998

10) 武田斉子，才藤栄一，松尾浩一郎，他：咀嚼が食塊の咽頭進入に及ぼす影響．リハ医学 39：322-330, 2002

11) 松尾浩一郎，才藤栄一，武田斉子，他：咀嚼および重力が嚥下反射開始時の食塊の位置に及ぼす影響．日摂食嚥下リハ会誌 6：65-72, 2002

12) 柴田斉子，馬場　尊，才藤栄一，他：意志による嚥下抑制および咀嚼が嚥下反射惹起に与える影響．日摂食嚥下リハ会誌 10(1)：52-61, 2006

13) Hamdy S, Aziz Q, Rothwell JC, et al：The cortical topography of human swallowing musculature in health and disease. Nature Med 11：1217-1224, 1996

14) Daniels SK, Foundas AL：The role of insular cortex in dysphagia. Dysphagia 12：146-156, 1997

15) Mosier K, Bereznaya I：Parallel cortical networks for volitional control of swallowing in humans. Exp Brain Res 140：280-289, 2001

第II章

摂食・嚥下障害の評価

- A．病歴・身体所見のポイント
- B．臨床的評価
    （嚥下造影・内視鏡を使用しない評価）
- C．嚥下内視鏡検査―鼻咽喉ファイバースコープ
    を用いた嚥下機能評価法の実際
- D．嚥下造影

II．摂食・嚥下障害の評価

A．病歴・身体所見のポイント

平岡　崇*
ひらおか　たかし

- 高齢患者においては潜在的に嚥下障害を認めることも多く，常に誤嚥のリスクを頭の片隅におきながら診療を進める必要がある．
- 嚥下障害の有無を判断する際，まず重要になるのが病歴聴取（問診を含む）である．病歴聴取は嚥下障害の存在を疑う第一歩でありスクリーニングとしての役割も大きい．
- 身体所見も嚥下障害の評価として非常に重要である．身体所見では，特に三叉神経，顔面神経，舌咽神経，迷走神経，舌下神経が重要である．

Key Words　摂食・嚥下障害，病歴，身体所見，誤嚥性肺炎，日常診療

はじめに

近年，摂食・嚥下のリハビリテーションが注目を集めており，リハビリテーション臨床認定医（以下リハ認定医），リハビリテーション専門医（以下リハ専門医）やリハビリテーション指導医（以下リハ指導医）の常駐する大学病院やリハビリテーション病院のみならず摂食・嚥下リハビリテーションを積極的に行う病院・医院も増えてきた．また，脳血管障害急性期には全患者の49％に嚥下障害にともなうと考えられる栄養障害が認められるとの報告[1]もあるように，嚥下障害は栄養障害に直結するため栄養サポートチーム（Nutritional Support Team：以下NST）の一環として嚥下食をあつかう病院も増えてきているようである[2]．

高齢患者においては潜在的に嚥下障害を認めることも多く，とくに明らかな脳血管障害の既往のある患者では30～60％[3~8]に嚥下障害を認めるとの報告もあり，また脳血管障害患者の直接死因の多くが誤嚥性肺炎であるとの見方もなされつつあり，嚥下障害は診療科を問わず日常診療において無視できない重要なチェック項目のひとつであるといえる．つまり患者が高齢者なら常に誤嚥のリスクを頭の片隅におきながら診療を進める必要があるといえる．

本稿ではリハビリテーション専門医・指導医の立場として，臨床の現場に立たれている研修医や内科を含めた各科の先生方に是非知っておいて頂きたい項目を中心に，摂食嚥下リハビリテーションのうち病歴・身体所見のポイントについて述べることとする．

□ 病　歴

嚥下障害の有無を判断する際，まず重要になるのが病歴聴取（問診を含む）である．詳細に病歴を聴取することで，今まで見逃されていた嚥下障害が発見されることもある．病歴聴取は嚥下障害の存在を疑う第一歩でありスクリーニングとしての役割も大きい．特に脳梗塞など脳血管障害の既往のある症例，神経筋疾患，頭頸部疾患術後などについては嚥下障害の存在を常に意識し病歴聴取にあたる必要がある．高齢者の肺炎の多くが誤嚥性肺炎であることを鑑みれば，以上のような既往のない場合でも高齢者の診療にあたる場合は嚥下障害を常に念頭において診療に臨むべきであろう．摂食嚥下障害を疑う兆候としては，意識障害，嚥下時のむせ，流涎，構音障害，口腔失行，湿性嗄声，反復する呼吸器感染・発熱，基礎疾患のない体重減少，尿量減少，脱水症状などである[9]．表1に嚥下障害を疑うおもな症状，表2に病歴のおもな聴取項目について示す．

表3に示す藤島の作成した嚥下障害の質問紙[10]を利用するのも病歴聴取の手段としては優れている．信頼性は特異度：90.1％，敏感度：92％と報告されており，スクリーニングのみならず経過観察や指導という観点からも良い方法である．

---

* 川崎医科大学　リハビリテーション医学教室

表1　嚥下障害を疑うおもな症状

意識障害，嚥下時のむせ，せき，口腔内の汚れ（歯垢，口臭など），痰に食物残渣の混入，食事中または食後の痰の増加，咽頭の異和感・食物残留感，嚥下困難感，食欲低下，食事内容の変化（嚥下しやすいもののみ選択的に摂取していないか），食事時間の延長，食べ方の変化（左，右，上など一定方向を向いて食べる，汁ものと交互に食べる，なかなか飲み込まないなど），食事中の疲労，流涎，構音障害，口腔失行，湿性嗄声，反復する呼吸器感染・発熱，基礎疾患のない体重減少，尿量減少，脱水症状

表2　病歴のおもな聴取項目

脳血管障害の既往の有無，肺炎その他の呼吸器疾患の既往の有無，頭頸部疾患（口腔・咽頭癌，食道癌など）およびその手術や放射線治療の既往，薬物（抗癌剤，トランキライザー，抗コリン剤など）の使用の有無，食事の詳細，その他の基礎疾患，家族歴　など

表3　嚥下障害の質問紙

氏名＿＿＿＿＿＿　年齢＿＿＿歳　　　　　　　　　　　　　　　男・女
　　　　　　　　　　　　　　　　　　　　　　　　　　　平成＿＿年＿＿月＿＿日
身長＿＿＿＿cm　　体重＿＿＿＿kg

あなたの嚥下（飲み込み食べ物を口から食べて胃まで運ぶこと）の状態についていくつかの質問をいたします。
いずれも大切な症状です，よく読んでA，B，Cのいずれかに丸を付けて下さい．この2〜3年のことについてお答え下さい．

1．肺炎と診断されたことがありますか？
2．やせてきましたか？
3．物が飲み込みにくいと感じることがありますか？
4．食事中にむせることがありますか？
5．お茶を飲むときにむせることがありますか？
6．食事中や食後，それ以外の時にものどがゴロゴロ（たんがからんだ感じ）することがありますか？
7．のどに食べ物が残る感じがすることがありますか？
8．食べるのが遅くなりましたか？
9．硬いものが食べにくくなりましたか？
10．口から食べ物がこぼれることがありますか？
11．口の中に食べ物が残ることがありますか？
12．食物や酸っぱい液が胃からのどに戻ってくることがありますか？
13．胸に食べ物が残ったり，つまった感じがすることがありますか？
14．夜，咳で寝られなかったり目覚めることがありますか？

1．A．繰り返す　B．一度だけ　C．なし
2．A．明らかに　B．わずかに　C．なし
3．A．しばしば　B．ときどき　C．なし
4．A．しばしば　B．ときどき　C．なし
5．A．しばしば　B．ときどき　C．なし
6．A．しばしば　B．ときどき　C．なし
7．A．しばしば　B．ときどき　C．なし
8．A．たいへん　B．わずかに　C．なし
9．A．たいへん　B．わずかに　C．なし
10．A．しばしば　B．ときどき　C．なし
11．A．しばしば　B．ときどき　C．なし
12．A．しばしば　B．ときどき　C．なし
13．A．しばしば　B．ときどき　C．なし
14．A．しばしば　B．ときどき　C．なし

表4 身体所見

```
栄養状態，脱水
呼吸状態（呼吸数，咳，喀痰，聴診所見）
発熱
循環動態（血圧，心拍数およびその変化）
胃腸症状（食欲，下痢，便秘）
口腔，咽頭粘膜の状態（汚れ，乾燥，潰瘍，炎症など），口臭
歯（義歯の有無と適合，齲歯），歯肉（腫脹，出血など）
神経学的所見
    意識レベル
    高次脳機能：痴呆，失語，失認，失行
    脳神経
        三叉神経：咬筋，口腔，舌（前2/3）の知覚
        顔面神経：口唇の運動，味覚（舌の2/3）
        舌咽・迷走神経：咽頭・軟口蓋の運動，喉頭挙上，発声
                        舌（後1/3）の味覚・知覚，咽頭の知覚
        舌下神経：舌の運動
    構音障害
    口腔・咽頭の反射：異常反射（下顎反射，口とがらせ反射，吸てつ反射など）
    咽頭反射（gag reflex），口蓋反射
    頸部・体幹の可動域と動きの制御（麻痺，失調）
    呼吸のコントロール（息止め，随意的な咳）
    麻痺（片麻痺，両側片麻痺）失調，不随意運動
    知覚障害
    筋力，筋萎縮
```

□ 身体所見

身体所見も嚥下障害の評価として非常に重要である．身体所見では，特に三叉神経，顔面神経，舌咽神経，迷走神経，舌下神経が重要である．咀嚼筋，顔面筋，舌筋，軟口蓋，咽頭筋の麻痺がないかどうかを調べる．つぎに咽頭反射，軟口蓋反射の有無，さらに喉頭挙上が十分かどうかを調べる．その他，体幹，頸部の著しい可動域の制限があると嚥下運動に支障をきたすので見逃してはならない．誌面の都合上詳細は成書にゆずるが最低限の評価項目を表4に示す．

文 献

1) Finestone HM, et al：Malnutrition in stroke patients on the rehabilitation service and at follow up：prevalence and predictors. Arch Phys Med Rehabil 76：310-316, 1995

2) 東口髙志：NSTプロジェクト・ガイドライン NST嚥下・摂食障害チームの設立, pp 61, 医歯薬出版, 2004

3) Cherney LR：Dysphagia in Adults with Neurologic Disorders. Clinical Management of Dysphagia in Adults and Children, 1994

4) Wade DT, et al：Motor loss and swallowing difficulty after stroke：frequency, recovery, and prognosis. Acta Neurol Scand 76：50-55, 1987

5) Gordon C, et al：Dysphagia in acute stroke. Br Med J 295：411-414, 1987

6) 近藤克則, 二木 立：急性期脳卒中患者に対する段階的嚥下訓練．総合リハ 16：19-25, 1988

7) Barer DH：The natural history and functional consequence of dysphagia after hemispheric stroke. J Neurosurg Psychiatry 52：236-241, 1989

8) 藤島一郎：脳卒中の摂食・嚥下障害．医歯薬出版, 1993

9) 平岡 崇, 他：特集 摂食・嚥下障害 脳血管障害急性期．総合リハ 28：415-421, 2000

10) 藤島一郎, 他：嚥下障害のスクリーニングテスト．臨床リハ 11：790-796, 2002

II. 摂食・嚥下障害の評価

B．臨床的評価（嚥下造影・内視鏡を使用しない評価）

戸原　玄*

- 摂食・嚥下障害の臨床的評価にはさまざまな方法がある．
- 嚥下造影・内視鏡が行える場合も行えない場合も臨床的評価に対する知識は大切．
- それぞれの評価法は，障害の断片を評価するに留まる．
- 複数の方法を身につける必要がある．
- いずれの評価法も嚥下造影・内視鏡にかわるものではない．

Key Words　摂食・嚥下障害（dysphagia），誤嚥（aspiration），スクリーニングテスト（screening test），診察（bedside assessment），非VF系評価（non-VF assessment）

はじめに

摂食・嚥下障害の評価には，嚥下造影（videofluorography：以後VF）や，内視鏡（videoendoscopy：以後VE）が有用である．VFの被曝量は他の一般的な放射線検査に比して大きいものではないこと[1]や，VF時に造影剤を誤嚥しても適切な処置を行えば，検査後の発熱の危険性は低いこと[2]，またVE挿入時の鼻出血の危険性はほとんどないこと[3]などが報告されている．しかしいずれの検査も危険をともなう検査であることに変わりはなく，詳細な検査は必要な患者のみに行われるべきである．その場合，事前の評価・スクリーニングによる情報収集が不可欠である．

また，VFやVEに必要な設備をもたない施設は多く，これらの検査を用いずに摂食・嚥下障害患者への評価・対応を余儀なくされる状況も存在する．

以上のような背景から，VFやVEが可能な施設，不可能な施設のいずれの場合においても，摂食・嚥下障害患者に携わる各スタッフにとって，臨床的評価に関する知識は重要となる．

□ 臨床的評価の位置づけ

摂食・嚥下障害を評価するにあたり，まずそれらの位置づけを明らかにする必要がある．表1に摂食・嚥下障害評価に関連する大項目を示す．診察として行われるべき項目は表の1から4に含ま

表1　摂食・嚥下障害評価項目

1．問診	4．スクリーニングテスト
●原因となる基礎疾患	●標準化テスト
●病歴聴取	●複数のテストの組み合わせ
●栄養摂取状況	
2．神経学的所見	5．診断法
●意識状態	●VF（嚥下造影）
●高次脳機能	●VE（ビデオ内視鏡）
●脳神経学的所見	
3．口腔内歯科的所見	

れる．なお病歴・身体所見に関連する部分は極簡単に紹介するにとどめ，VF・VEの説明はここでは割愛させていただく．

□ 診察

1．問診
●原因となる基礎疾患

摂食・嚥下障害の原因となる基礎疾患は多岐にわたる（表2）．これらは生理学的異常（動的障害）と解剖学的異常（静的障害）に大別される

●病歴聴取

表3に示すように，摂食・嚥下障害の病歴聴取に際していくつかのポイントがある．

●栄養摂取状況

全量を経口摂取しているか，経管栄養か，または一部を経管栄養より補給しているかを確認する．経口摂取の場合は，現在摂取している食物の性状

---

* 日本大学歯学部　摂食機能療法学講座

表2 摂食・嚥下障害の原因となる基礎疾患

① 中枢神経障害
　● 脳血管障害
　　　脳梗塞，脳出血，くも膜下出血
　● 変性疾患
　　　筋萎縮性側索硬化症，パーキンソン病
　● 炎症
　　　急性灰白髄炎，多発性硬化症，脳炎
　● 頭部外傷
② 末梢神経障害
　　　末梢神経麻痺，ニューロパチー
③ 神経筋接合部・筋疾患
　　　重症筋無力症，筋ジストロフィー，ミオパチー，多発性筋炎
④ 解剖学的異常
　　　口腔咽頭食道病変，奇形，頸椎骨棘

表3 誤嚥を疑う病歴

● 誤嚥，窒息があった
● 肺炎，発熱を繰り返す
● 脱水，低栄養状態がある
● 拒食，食欲低下がある
● 食事時間が1時間以上かかる
● 食事の好みが変わった
● 食事中，後にむせや咳が多い
● 食後，嗄声がある
● 夜間に咳き込む
● 咽頭違和感・食物残留感がある

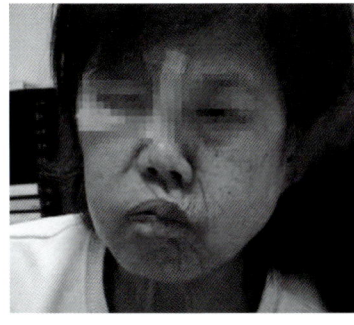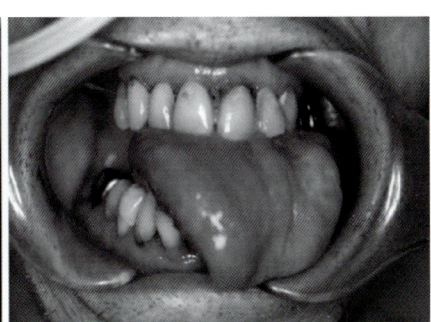

図1　顔面神経麻痺・舌下神経麻痺
A：右側顔面神経麻痺．頬を膨らましたときに患側から息がもれる．
B：左側舌下神経麻痺．舌突出時に患側に偏倚する．

を，経管栄養の場合は種類を確認しておく．

2．神経学的所見

● 意識状態

摂食や訓練が可能な覚醒レベルにあるかを確認する．

● 高次脳機能

認知症，失語，失行，半側空間無視，感情失禁などについて確認する．間接訓練または直接訓練を行う状況を想定して，コミュニケーションが取れるか，指示に従えるか，食事に集中することができるかを確認する．

● 脳神経学的所見

特に下部脳神経，三叉神経，顔面神経，舌咽・迷走神経，舌下神経支配領域に注意する．運動・感覚機能をともに診察する必要がある．動くか動かないか，または感覚があるかないかだけでなく，その片側性（Laterality）をみておくことが重要である．

図1の左側は右側の顔面神経麻痺の症例である．頬を膨らませてもらうと，右側の口唇が閉鎖せず，息が右口角からもれる．図1右側の症例は舌突出時に左側に偏倚するため，左側の舌下神経麻痺が疑われる．軟口蓋は発声させてその動きを観察する．図2に示すように，正常例では口蓋垂は直上に挙上するが，片側性があれば健側の口蓋弓のみ挙上するため，口蓋垂は健側に偏倚する．なお，写真には示さないが，発声時に咽頭の後壁が健側斜め上に引かれる動きは，カーテン兆候と呼ばれる．

口腔・咽頭の感覚をみる場合，舌圧子などで刺激してその片側性を確認する．Gag Reflex（嘔吐反射）の診察も同様に舌圧子を舌根部から咽頭後壁に挿入し，左右における反射惹起性の差を確認する．Gag Reflexの欠如と嚥下障害には直接の関連はないと考えられている[4]が，間欠的経口経管栄養や軟口蓋挙上装置[5]の適応決定には不可欠な情報であるため，必ず診察する．

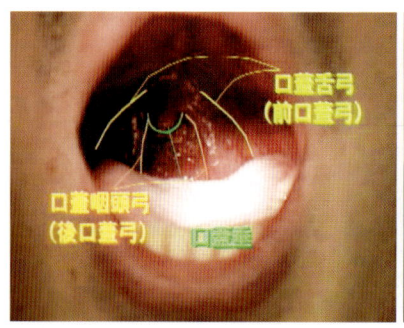
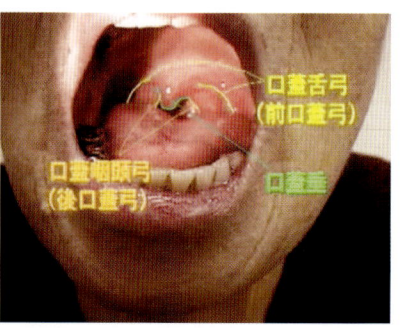

正常例 　　　　　　　左側麻痺

図2　迷走神経麻痺
　発声時，口蓋垂は健側に偏倚する．

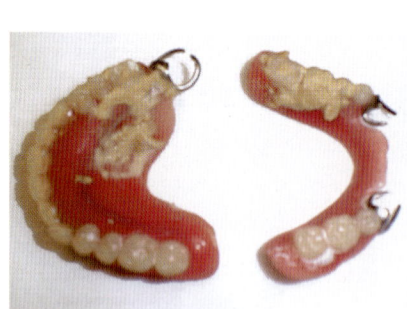
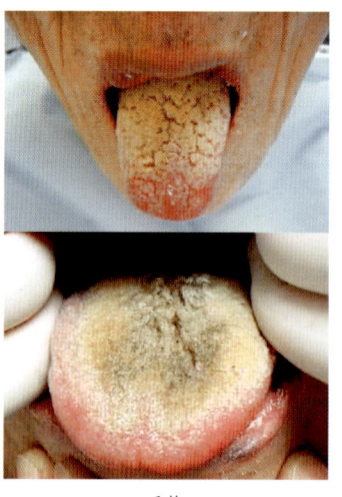

食物残渣

舌苔

図3　食物残渣および舌苔
　食物残渣は位置を，舌苔は色と位置を確認する．

3．口腔内歯科的所見

　リハビリテーション科入院患者の口腔内環境は劣悪であること[6]，また劣悪な口腔ケアは肺炎の発生に関与している可能性があること[7]から，必ず歯科的診察を行う．

　口腔内の衛生状態では，歯垢・歯石のみならず食物の残渣と舌苔を必ず確認する．図3の左写真は，舌左側の動きが不良な症例の義歯である．舌の麻痺に片側性がある場合，写真のように動きの悪い側のみに食物残渣が付着する．

　右写真に舌苔を示す．上の写真は黄舌苔，下の写真は黒毛舌と呼ばれる状態である．舌苔は付着している範囲と色を確認する．通常の舌苔除去法を用いて除去不可能な白舌苔は，カンジダが原因となっている場合がある．

4．スクリーニングテスト

　スクリーニングテストは単一の標準化テストとそれらを組み合わせたテストに大別される．多数の方法があり，すべてを行うことは不可能である．必要な方法を選択して行う．

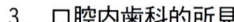

● 反復唾液嚥下テスト（RSST：Repetitive Saliva Swallowing Test）

　誤嚥のスクリーニングとして，もっとも簡便な方法は反復唾液嚥下テスト（RSST）である（表4）[8,9]．第2指で舌骨を第3指で甲状軟骨を触知し，30秒間に何回嚥下できるかを観察する．甲状軟骨が指を十分に乗り越えた場合のみ1回とカウントし，3回/30秒未満を陽性と判断する．健常高齢者が3回の空嚥下に要した時間が11.4 ± 6.4（M±SD）秒であり，その3SDを上限と考えたとき$11.4+(3\times6.4)=30.6$秒であることから，30秒に3回の空嚥下をスクリーニング値の目安として用いている[8]．また，感度は0.98，特異度は0.66と報告されている[9]．簡便さ，安全性に大きな利点があるが，指示の入らない患者に対しては利

表4 反復唾液嚥下テスト（RSST）

誤嚥有無のスクリーニングテスト．人差し指と中指で甲状軟骨を触知し，30秒間に何回嚥下できるかをみる．3回/30秒以下を陽性とする．嚥下障害患者では嚥下の繰り返し間隔が延長すると報告されている．

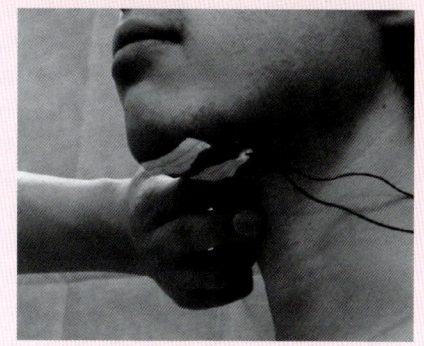

表5 水飲みテスト

常温の水30 ccを注いだ薬杯を，椅座位の状態にある患者の健手に手渡し，"この水をいつものように飲んでください"という．
水を飲み終わるまでの時間，プロフィール，エピソードを測定，観察する．

プロフィール
1．1回でむせることなく飲むことができる
2．2回以上に分けるが，むせることなく飲むことができる
3．1回で飲むことができるが，むせることがある
4．2回以上に分けて飲むにもかかわらず，むせることがある
5．むせることがしばしばで，全量飲むことが困難である

用できない．

●水飲みテスト

その簡便さと安全性より，水飲みテストはもっとも頻用されてきたスクリーニング法である．

日本では30 mlの水分嚥下を用いた窪田の方法[10]がよく用いられてきた．経験的に行われてきたテストを標準化した点に功績が大きい．しかし，感度・特異度の情報がなく，量の問題から重症例に用いることが難しい．30 mlの水分のうちはじめに5 mlをスプーンから2度飲ませて，異常がなければ残りを嚥下させる方法も報告され[11]，ムセと声の変化を誤嚥の判別に用いた場合，感度0.72，特異度0.67と報告されている．

50 mlの水分を用いたテスト[12]は，全量を飲みきることができなかった場合とムセがあった場合を異常としているが，誤嚥の有無判別に関する記載がない．3 oz（約85 ml）のテスト[13]は嚥下中および嚥下後1分以内のムセと嚥下後の湿性嗄声を誤嚥の有無判別に用い，感度は0.76，特異度は0.59と報告している．100 mlのテスト[13]も3 ozのテストと同様の評価基準を用い，誤嚥有無判別の感度は0.36，特異とは0.21と低く，誤嚥および喉頭内侵入の有無判別は感度0.48，特異度0.92と報告している．

2 step Swallowing Provocation Test（以後SPT）は臥位の患者に対して経鼻的に5 Frのカテーテルを上咽頭へ挿入して0.4 mlの水分を注入し，次いで2 mlの水分を注入する方法で，注入後3秒以上反射が起こらない場合を異常所見とするものである[14]．これは嚥下反射惹起性のテストであるが，水飲みテストとの比較が報告されている．ムセと湿性嗄声を異常所見とした10 mlおよび30 ml水飲みテストでは誤嚥性肺炎患者検出の感度がそれぞれ0.71，0.72，特異度が0.71，0.70であったのに対し，SPTでは0.4 mlの水分で感度1.00，特異度0.84，2.0 mlの水分で感度0.76，特異度1.00であったとしている[15]．

多量の水分嚥下は重症例に用いることができないために考案された改訂水飲みテスト（Modified Water Swallowing Test：以後MWST）[16]は3 mlの冷水を嚥下させ，嚥下運動およびそのプロフィールより咽頭期障害を評価する方法である（表6）．口腔内に水を入れる際に咽頭に直接流れ込むのを防ぐため，必ず口腔底に水を入れてから嚥下してもらうよう留意する．評点が4点以上であれば，最大でさらに2回繰り返し，もっとも悪い場合を評点とする．うまく嚥下できた場合繰り返しを行うことが重要なポイントで，"偶然"に一度だけうまく飲み込めた場合を除外するのに有用となる．カットオフ値を3点とすると感度は0.70，特異度は0.88と報告されている[17]．

多くの水飲みテストはムセと湿性嗄声の出現を異常所見としている．不顕性誤嚥の存在[18]，湿性嗄声と誤嚥有無との関連が低いと報告されていること[19]からそれらを基準とするテストには否定的な向きもある．しかし，音響解析機器を用いた研究によれば，嚥下後の声の変化（pertubation）は誤嚥および喉頭内侵入検出に有用で，感度0.91，特

表6 改訂水飲みテスト（MWST）
　　　食物テスト（FT）*

冷水3mlを口腔底に注ぎ嚥下を命じる（MWST）
プリン茶さじ一杯（約4g）を舌背前部に置き嚥下を命じる（FT）
　※嚥下後反復嚥下を2回行わせる
　　評価基準が4点以上なら最大2施行繰り返す
　　最も悪い場合を評点とする
評価基準
1．嚥下なし，むせる and/or 呼吸切迫
2．嚥下あり，呼吸切迫（Silent Aspirationの疑い）
3．嚥下あり，呼吸良好，むせる and/or 湿性嗄声，口腔内残留中等度*
4．嚥下あり，呼吸良好，むせない，口腔内残留ほぼなし*
5．4に加え，反復嚥下が30秒以内に2回可能

異度0.98との報告もあり[20]，その簡便さと安全性も踏まえると依然として水飲みテストの臨床的な有用性は高い．

● 食物テスト（FT：Food Test）

茶さじ1杯（約4g）のプリンを食させて評価するスクリーニング法であり，主として口腔における食塊形成能，咽頭への送り込みを評価するために考案された方法である（表6）[16]．検査および評価方法はほぼMWSTと同様であるが，嚥下後に口腔内を観察しプリンが残留しているかどうかを確認する点においてMWSTと異なる．咽頭期の評価としては，MWSTよりも容易な課題として位置づけられる．カットオフ値を4点とすると，感度は0.72特異度は0.62と報告されている[17]．プリン，粥，液状食品と段階的に負荷を上げる方法も報告されている[21]．

● 嚥下前・後レントゲン撮影（SwXP：Pre-and Post-Swallowing X-P）

4ml液体状バリウムの嚥下前後に側面の単純レントゲン撮影を行い，その像の比較および検査の際のエピソードにより評価する方法である（表7）[22]．披裂部などの石灰化をバリウムの誤嚥と誤認しないために，必ず嚥下前の写真を撮影することが必要である．X線を使用する点でスクリーニングテストとして捕らえづらい部分もあるが，不顕性誤嚥の検出がある程度可能であること，解剖学的な異常を発見できることが大きな利点である．

● 頸部聴診法

聴診器を喉頭挙上運動を妨害しないように喉頭の側方にあてて，呼吸音および嚥下音を聴診する方法である（図4）．接触子は膜型，ベル型のいずれを用いても評価可能だが，乳児用など小型のものを用いたほうが扱いやすいとされている[23]．また，嚥下時産生音の検出には輪状軟骨直下気管外側上皮膚面が適し，比較的大きなレベルで嚥下音を検出することが可能で，かつ頸動脈の拍動や喉頭挙上にともなう雑音が少ないとされている[24]．

健常例の嚥下では清明な呼吸音に続き，嚥下にともなう呼吸停止，嚥下後の清明な呼気が聴診される．異常がある場合には，嚥下反射前に咽頭へ食物（通常は液体）が流れ込む音，喘鳴，咳，咳

表7　嚥下前・後レントゲン撮影（SwXP）

手技
まず対照像として側面の単純レントゲン写真を撮影
50％バリウム液4mlを嚥下させ1分後に撮影する
対照像との比較で誤嚥，喉頭内侵入，咽頭残留を同定
評価基準
1．誤嚥中等度以上 and/or Silent Aspiration あり，
　 or 嚥下運動なし
2．誤嚥わずかで顕性
3．喉頭内侵入
4．口腔・咽頭残留
5．正常範囲

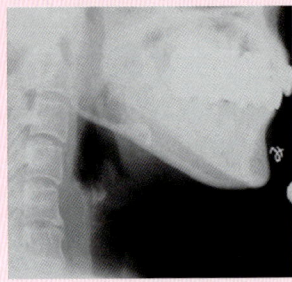 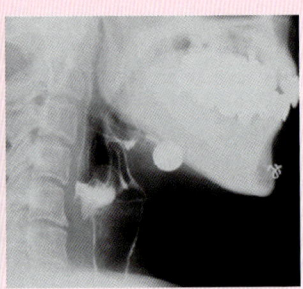

嚥下前　　　　　　　　　嚥下後

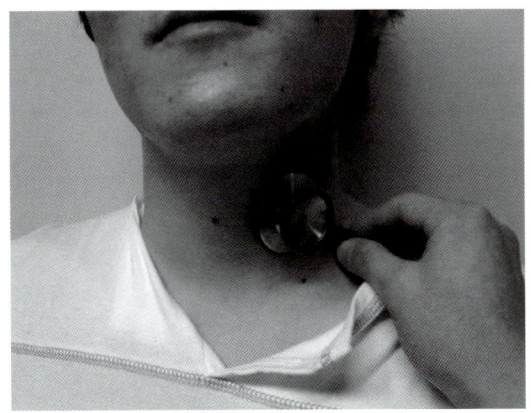

図4　頸部聴診法

払い，湿性嗄声などが聴診される．ただし，明らかな咳や湿性嗄声を聴診器で聞くと痛みを感じるほどの大きな音で聞こえる場合があるため，聴診時には注意が必要である．誤嚥有無判別の感度は0.84，特異度は0.71[25]，また誤嚥および著明な喉頭内侵入判別の感度は0.66，特異度は0.62と報告され[26]，その精度には一定の見解が得られていない．また，使用に際してトレーニングが必要であるとされ[25]，具体的にはVFと同期した嚥下音を聴取したり，複数が同時に聴診できる特殊な聴診器を用いるトレーニング法などが報告されている[27]．

●気管支聴診

膜型の聴診器で右主気管支を聴診する方法である[27]．嚥下前から嚥下後15秒にわたって観察し，流れ込む音，ぶくぶくいう音，泡立つような音が聴取されたら誤嚥と判断する．感度は0.45，特異度は0.88であり，誤嚥の検出目的で用いないこと，単独で用いないこと，VFに代わるものではないことなど使用に際していくつかの注意点が併せて記載されている．

●酸素飽和度

2%以上の低下[28,29]や2.64%以上の低下[30]が誤嚥と関連があると報告されてきたが，誤嚥とは関連がない[31,32]，酸素飽和度低下は姿勢変換，嚥下，咳などによっても容易に起こるなどの報告がなされるようになった[33]．酸素飽和度低下を誤嚥のスクリーニングに用いることに関しては近年否定的な意見が多い．

●Modified Evans Blue Dye Test（MEBD）

気管切開患者に対する誤嚥のスクリーニングテストとして考案されたものである．原法のEvans

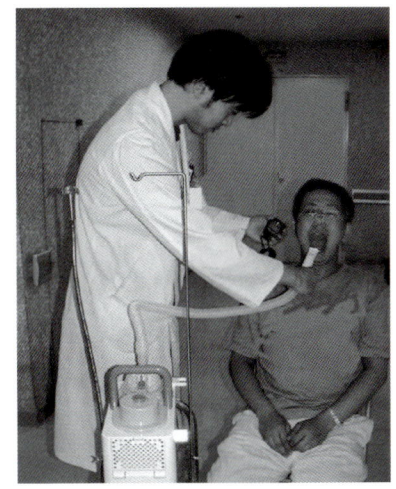

図5　咳テスト
酒石酸を用いる方法とクエン酸を
用いる方法がある．

Blue Dye Testでは4時間ごとに1%濃度のEvans blue dyeを舌に滴下し，気管孔からの浸出液が青く染まった場合を誤嚥ありとしている[34]．これに対し，半固形物や液体に色素を混入して用いる方法がModified Evans Blue Dye Test（以後MEBD）である[35]．感度，特異度はそれぞれ0.80, 0.62[36]，0.82, 0.38[37]などと報告されている．

●咳テスト

刺激物をネブライザより噴霧し吸入させて咳反射を誘発させる方法である．

20%酒石酸を用いる方法では吸入により咳反射が誘発されない場合と弱い咳が誘発された場合を異常所見とし[38,39]，クエン酸を用いる方法では最低5回の咳反射が出るまでクエン酸の濃度を0.03%から36%まで増加させている[40]．いずれも咳反射の減弱は肺炎のリスクと強い関連があったとしている．不顕性誤嚥との関連をみたものでは，1.13%濃度のクエン酸溶液を用いた咳テストが不顕性誤嚥の検出に有用であったとの報告がある[41]．

<u>複数の標準化テストの組み合わせ</u>

●非VF系摂食・嚥下障害評価フローチャート

摂食・嚥下障害の主たる病態は口腔期障害，咽頭期障害の2要素であり，これらを評価するためには単一のテストでは限界がある．また単一の臨床的テストは，一般的に感度を上げると特異度が下がるという弱点を持つ．この弱点を回避する目

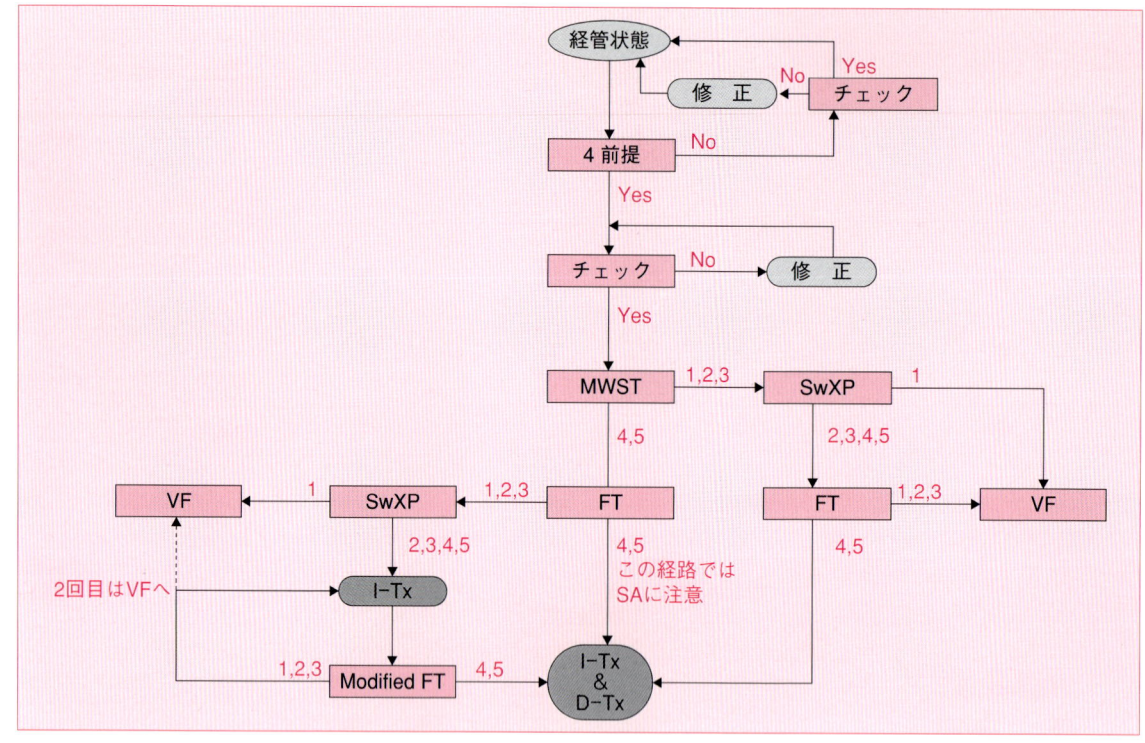

図6 非VF系摂食・嚥下障害評価フローチャート

4つの前提条件およびチェック項目をクリアーした患者のみ臨床評価に進む．ゴールはVFによる精査が必要，または直接訓練開始可能のいずれかになっている．

MWST：水飲みテスト，FT：食物テスト，SwXP：嚥下前・後レントゲン撮影，I-Tx：Indirectly Training and Exercise（間接訓練），D-Tx：Directly Training and Exercise（直接訓練）

表8 前提条件およびチェック項目

4つの前提条件
1．意識障害（JCS 3桁，2桁）
2．誤嚥性肺炎を繰り返し唾液も嚥下できず，呼吸状態が不良なもの
3．発熱して全身状態が不良なもの
4．カニューレを用いた気管切開を有するもの
チェック項目
1．チューブのサイズと走行
2．口腔内状態
3．チューブ使用者では，各評価は抜去後20～30分以降に行う

4つの前提条件をクリアーし，チェック項目を確認・修正した患者のみフローチャートの各臨床テストに進む

的で非VF系摂食・嚥下障害評価フローチャートは考案された（図6）[17]．本フローチャートで使用する臨床的テストはMWST，FT，SwXPの3つである．ゴールが誤嚥の有無判定ではなく，食物を用いた直接訓練開始が可能かまたはVFによる精査が必要かであることに注意して使用する．ま た，重篤な危険を避けるために4つの前提条件および3つのチェック項目を設けてあり（表8），その前提条件をクリアーしない症例は適応外とし，3つのチェック項目をクリアーしないものは修正した後に各臨床的テストを行う．フローチャートの感度，特異度はそれぞれ1.00，0.93と良好な結果を示している．

●水飲みテストと酸素飽和度

水飲みテストと酸素飽和度を同時に行う方法も複数報告されている．10 mlの水飲みテストと2％以上の酸素飽和度低下を用いた方法では誤嚥判別の感度0.73，特異度0.76[42]で，50 mlの水飲みテストと2％以上の酸素飽和度低下を用いた方法では誤嚥判別の感度1.00，特異度0.71[43]とされている．

まとめ

嚥下造影や内視鏡を使用しない評価法は多数存在し，その精度や有用性についてもさまざまな議論がある．

いずれかの方法を採択するにあたっても，それ

が摂食・嚥下障害のどの部分をみているものかを意識することが重要である．それぞれが障害の断片を評価しているものであることから，いくつかの手法を習得したうえで臨床応用する必要がある．

文献

1) Wright RER, Boyd CS, Workman A : Radiation Doses to Patients during Pharyngeal Videofluorography. Dysphagia 13 : 113-115, 1998

2) 戸原 玄, 才藤栄一, 馬場 尊, 他：VF検査後の肺炎・発熱について．摂食・嚥下リハ学会誌 4(2)：130, 2000（会議録）

3) Langmore SE, Schatz K, Olsen N : Fiberoptic endoscopic examination of swallowing safety : a new procedure. Dysphagia 2 : 216-219, 1988

4) Leder SB : Videofluorographic evaluation of aspiration with visual examination of the gaga reflex and velar movement. Dysphagia 12 : 21-23, 1997

5) 植田耕一郎：脳卒中患者の口腔ケア, pp. 35-36, 医歯薬出版, 1999

6) 戸原 玄, 才藤栄一, 馬場 尊, 他：病院における訪問歯科検診が示す入院患者の歯科治療必要性．老年歯科医学 15(3)：358-359, 2001（会議録）

7) Scarnnapieco FA : Role of oral bacteria in respiratory infection. J Periodontol 70 : 793-802, 1999

8) 小口和代, 才藤栄一, 馬場 尊, 他：機能的嚥下障害スクリーニングテスト「反復唾液嚥下テスト」(the Repetitive Saliva Swallowing Test : RSST) の検討 (1) 正常値の検討．リハ医学 37(6)：375-382, 2000

9) 小口和代, 才藤栄一, 水野雅康, 他：機能的嚥下障害スクリーニングテスト「反復唾液嚥下テスト」(the Repetitive Saliva Swallowing Test : RSST) の検討 (2) 妥当性の検討．リハ医学 37(6)：383-388, 2000

10) 窪田俊夫, 三島博信, 花田 実, 他：脳血管障害における麻痺性嚥下障害—スクリーニングテストとその臨床応用について—．総合リハ 10：271-276, 1982

11) Nishiwaki K, Tsuji T, Liu M, et al : Identification of a simple screening tool for dysphagia in patients with stroke using factor analysis of multiple dysphagia variables. J Rehabil Med 37(4) : 247-251, 2005

11) Gordon C, Hewer RL, Wade DT : Dysphagia in Acute Stroke. BMJ 295 : 411-414, 1987

12) DePippo KL, Holas MA, Rading MJ : Validation of the 3-oz water swallow test for aspiration following stroke. Arch Neurol 49 : 1259-1261, 1992

13) Wu MC, Chang YC, Wang TG, et al : Evaluating swallowing dysfunction using a 100-ml water swallowing test. Dysphagia 19(1) : 43-47, 2004

14) Teramoto S, Matsuse T, Fukuchi Y, et al : Simple two-step swallowing provocation test for elderly patients with aspiration pneumonia. Lancet 353 : 1243, 1999

15) Teramoto S, Fukuchi Y : Detection of aspiration and swallowing disorder in older stroke patients : simple swallowing provocation test versus water swallowing test. Arch Phys Med Rehabil 81(11) : 1517-1519, 2000

16) 才藤栄一：平成11年度長寿科学総合研究事業報告書, pp. 1-17, 2000

17) 戸原 玄, 才藤栄一, 馬場 尊, 他：Videofluorography を用いない摂食・嚥下障害評価フローチャート．摂食・嚥下リハ学会誌 6(2)：196-206, 2002

18) Horner J, Massey EW : Silent Aspiration. Neurology 38 : 317-319, 1988

19) Warms T, Richards J : "Wet Voice" as a predictor of penetration and aspiration in oropharyngeal dysphagia. Dysphagia 15(2) : 84-88, 2000

20) Ryu JS, Park SR, Choi KH : Prediction of laryngeal aspiration using voice analysis. Am J Phys Med Rehabil 83(10) : 753-757, 2004

21) 石田 瞭, 向井美惠：嚥下障害の診断Update 新しい検査法II, 段階的フードテスト, 臨床リハ 11(9)：820-824, 2002

22) 水野雅康, 才藤栄一：単純レントゲン検査による嚥下障害のスクリーニング 造影剤嚥下前・後レントゲン像とvideofluorography所見との比較．リハ医学 37(10)：669-675, 2000

23) 高橋浩二：頸部聴診法による摂食・嚥下障害のスクリーニング，わかる！ 摂食・嚥下リハビリテーション（植松　宏，監修），pp. 72-87，医歯薬出版，2005

24) Takahashi K, Groher ME, Michi K：Methodology for detecting swallowing sounds. Dysphagia 9(1)：54-62, 1994

25) Zenner PM, Losinski DS, Mills RH：Using cervical auscultation in the clinical dysphagia examination in long-term care. Dysphagia 10：27-31, 1995

26) Leslie P, Drinnan MJ, Finn P, et al：Reliability and validity of cervical auscultation：a controlled comparison using videofluoroscopy. Dysphagia 19(4)：231-240, 2004

27) 高橋浩二：ビデオ版　頸部聴診による嚥下障害診断法，医歯薬出版，2002

28) Shaw JL, Sharpe S, Dyson SE, et al：Bronchial auscultation：an effective adjunct to speech and language therapy bedside assessment when detecting dysphagia and aspiration？Dysphagia 19(4)：211-218, 2004

28) Collins MJ, Bakheit AM：Does pulse oximetry reliably detect aspiration in dysphagic stroke patients？Stroke 28(9)：1773-1775, 1997

29) Higo R, Tayama N, Watanabe T, et al：Pulse oximetry monitoring for the evaluation of swallowing function. Eur Arch Otorhinolaryngol 260(3)：124-127, 2003

30) Zaidi NH, Smith HA, King SC, et al：Oxygen desaturation on swallowing as a potential marker of aspiration in acute stroke. Age Ageing 24(4)：267-270, 1995

31) Sellars C, Dunnet C, Carter R：A preliminary comparison of videofluoroscopy of swallow and pulse oximetry in the identification of aspiration in dysphagic patients. Dysphagia 13(2)：82-86, 1998

32) Wang TG, Chang YC, Chen SY, et al：Pulse oximetry does not reliably detect aspiration on videofluoroscopic swallowing study. Arch Phys Med Rehabil 86(4)：730-734, 2005

33) Leder SB：Use of arterial oxygen saturation, heart rate, and blood pressure as indirect objective physiologic markers to predict aspiration. Dysphagia 15(4)：201-205, 2000

34) Cameron JL, Reynolds J, Zuidema GD：Aspiration in patients with tracheostomies. Surg Gynecol Obstet 136(1)：68-70, 1973

35) Thompson-Henry S, Braddock B：The modified Evan's blue dye procedure fails to detect aspiration in the tracheostomized patient：five case reports. Dysphagia 10(3)：172-174, 1995

36) O'Neil-Pirozzi TM, Lisiecki DJ, Jack Momose K, et al：Simultaneous modified barium swallow and blue dye tests：a determination of the accuracy of blue dye test aspiration findings. Dysphagia 18(1)：32-38, 2003

37) Belafsky PC, Blumenfeld L, LePage A, et al：The accuracy of the modified Evan's blue dye test in predicting aspiration. Laryngoscope 113(11)：1969-1972, 2003

38) Addington WR, Stephens RE, Gilliland K, et al：Assessing the laryngeal cough reflex and the risk of developing pneumonia after stroke. Arch Phys Med Rehabil 80(2)：150-154, 1999

39) Addington WR, Stephens RE, Gilliland KA：Assessing the laryngeal cough reflex and the risk of developing pneumonia after stroke：an interhospital comparison. Stroke 30(6)：1203-1207, 1999

40) Nakajoh K, Nakagawa T, Sekizawa K, et al：Relation between incidence of pneumonia and protective reflexes in post-stroke patients with oral or tube feeding. J Intern Med 247(1)：39-42, 2000

41) 田中ともみ，馬場　尊，才藤栄一，他：咳テストによる Silent Aspiration のスクリーニング法の検討　クエン酸濃度の決定．摂食・嚥下リハ学会誌 4(2)：163, 2000（会議録）

42) Smith HA, Lee SH, O'Neill PA, et al：The combination of bedside swallowing assessment and oxygen saturation monitoring of swallowing in acute stroke：a safe and humane screening tool. Age Ageing 29(6)：495-499, 2000

43) Lim SH, Lieu PK, Phua SY, et al：Accuracy of bedside clinical methods compared with fiberoptic endoscopic examination of swallowing (FEES) in determining the risk of aspiration in acute stroke patients. Dysphagia 16(1)：1-6, 2001

II. 摂食・嚥下障害の評価

C. 嚥下内視鏡検査
—— 鼻咽喉ファイバースコープを用いた嚥下機能評価法の実際

太田喜久夫*

- 嚥下内視鏡検査はベッドサイドで検査可能であり，急性期の嚥下障害患者の病態把握と嚥下訓練の立案に威力を発揮し，食事形態の決定や誤嚥性肺炎のリスク管理に有用である．
- 嚥下造影検査では得られない咽頭や喉頭などの軟部組織を，3次元画像で立体的に観察可能である．両者を組み合わせることによって，より詳細な嚥下障害の病態把握が可能となる．
- ビデオ画像として記録することにより，患者家族への説明だけでなくバイオフィードバック訓練としても利用されるようになってきており，今後の摂食・嚥下リハビリテーションの評価法としてその重要性はさらに高まっている．

Key Words 嚥下内視鏡検査，嚥下障害，誤嚥性肺炎，リハビリテーション

はじめに

今日，嚥下リハビリテーションの機能評価として利用されるようになってきた嚥下内視鏡検査 (videoendoscopy：VE) は，米国の SLP (speech language pathologist) である Langmore SE らによって1988年に初めて紹介された鼻咽喉ファイバースコープを利用した嚥下機能検査 (fiberoptic endoscopic examination of swallowing safty：FEESS) が基礎になっているといえる[1]．彼女らはその後，嚥下機能の客観的評価法として検査方法を規格化し，FEES® (Fiberoptic Endoscopic Evaluation of Swallowing) として1997年に商標登録し，その内容を詳細に紹介している[2]．また，米国の耳鼻科医である Bastian RW らは，1984年から嚥下内視鏡検査にビデオ画像による撮像を取り入れて嚥下機能の評価や患者指導に結び付け，1991年に VEED (Video Endoscopic Evaluation of Dysphagia) として報告している[3]．現在では嚥下内視鏡検査はビデオ画像による撮像が一般化しており，カンファレンスや訓練場面でのバイオフィードバック治療[2~4]としても利用されるようになり，急速に嚥下評価法として臨床場面に広まっている．図1に嚥下機能評価の実施場面を示すが，このように嚥下内視鏡検査はベッドサイドでも簡単に施行できるため，特に急性期

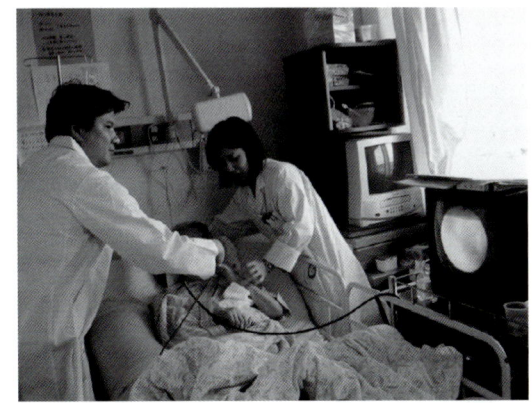

図1 ベッドサイドでの嚥下機能評価実施場面

の患者や人工呼吸器などを利用している重症の患者で嚥下造影検査 (videofluorography：VF) が実施できない患者にも適応となることが特徴の一つである．そのため嚥下内視鏡検査はベッドサイドでの一般的嚥下機能の評価法に比べ無症候性誤嚥 (silent aspiration) の検出に威力を発揮する[5~7]．嚥下造影検査と比較しても気管内誤嚥の一致率は85.7～100％であり[8~11]その評価の信頼性は高いといえる．その他，VF画像と比較してVEで得られる画像の特徴としては下記の点があり，両者を組み合わせてできるだけ詳しい評価をすることが適切な嚥下訓練や食事法の指導につながる．

* 松阪中央総合病院　リハビリテーション科

嚥下内視鏡検査（VE）の特徴
——VFとの比較

①VFは2次元画像であるが，VEは3次元画像であり，食塊の通過状況と喉頭・咽頭機能を同時に評価可能．

②VFは透視像だが，VEは直接画像で軟部組織を評価可能．

③VFの検査食はバリウムなどの造影剤を必要とするが，VEでは制限なし．実際の食事内容で検査可能．

④VEでは被曝がないので，頻回に検査可能．

⑤VEでは実際の食事後に評価することにより，嚥下機能だけでなく，食事行為の問題点を抽出可能．

⑥ファイバー挿入時若干の苦痛あり．

⑦口腔期や食道期の評価が困難であり，嚥下反射時はホワイトアウトによって評価不能．

嚥下内視鏡検査でのおもな観察項目

1．観察点1：nasopharynx →鼻腔閉鎖機能の評価をおもに行う（図2，3）

軟口蓋の挙上および上咽頭収縮筋の収縮による鼻腔閉鎖機能を発声や唾液嚥下で評価．嚥下時は発声時よりも強い収縮となる．発声時の収縮は「カ」音で強く見られる．軟口蓋の挙上だけでなく，上咽頭側壁の収縮によって側壁が内方に寄る動き（medialization of the lateral pharyngeal walls）に留意．側壁収縮の左右差にも注意する．

2．観察点2：oropharynx →おもに咽頭の残留物の程度や咽頭壁の動きを評価（図4）

咽頭・喉頭蓋の観察では，発赤・腫脹（炎症），浮腫，腫瘍の有無，粘膜の性状（特に貧血色），食物残渣の程度，唾液・分泌物の量と性状，貯留部位の観察などを行う．

3．観察点3：posterior to the epiglottis →喉頭・声帯の機能を評価

喉頭の観察では，声帯や仮声帯，披裂の動きを評価する．また喉頭蓋谷・梨状窩・喉頭内への分泌物（含む：経管栄養物の逆流）の貯留程度を観察．また，息こらえを利用した喉頭閉鎖機能の評価を実施する（図5，6，7）．喉頭腫瘍にも留意する．気管内挿管の既往例では喉頭肉芽腫が見られることがある．

食物嚥下での嚥下機能評価

嚥下内視鏡検査では実際に食物を摂食させて嚥下機能を評価する．その特徴や実施法の概略を以下に記すが，詳しい評価法は成書[2]を参照されたい．

①姿勢：日頃の食事時の姿勢と最適な姿勢で評価．

②検査食：ケースごとに種類や量を検討．
例：牛乳プリン→飲むヨーグルト（1，4，10 ml）→牛乳（1，4，10 ml）→お粥→固形物（クッキー）．

③食塊通過経路，喉頭内侵入・気管内誤嚥，喀出能，貯留部位と量，貯留後のクリアランス過程など．

また，嚥下造影検査や嚥下内視鏡検査を実施してもそれだけで嚥下機能を評価しては危険である．嚥下障害患者の評価の基本は，食事場面の観察がもっとも重要である．実際の食事場面の観察ポイントを以下に列記する．

①食事の開始から終了まで，一連の行為として観察する．

②観察項目：疲労・意識状態の変化，ペースの変化，姿勢の変化，血圧の変化，呼吸状態の変化，食事のとり方，食事後の呼吸の音・発声音の評価（特に有効），むせの有無，口腔内貯留の程度．

これらの観察を通じて問題点を把握し，その上でVEやVFで得られた所見を組み合わせることによって，より効果的な摂食・嚥下訓練法の立案が可能となる．

食塊通過経路の評価

VEの3次元画像による研究などによって，咽頭・喉頭器官と食塊を同時に評価できるようになり，食事内容や摂食方法，食事時の姿勢などによって多くの食塊の通過パターンがあることが判明してきた．また嚥下代償手技の利用によって，食塊の通過経路は変化するが，かえって誤嚥の危険を高める場合があることも指摘されるようになってきた．たとえば，嚥下障害の代償法として一般的に利用されるリクライニング座位での嚥下法は，食塊を梨状窩に到達させてから嚥下反射を出現させることによって誤嚥を防ぐ代償手技であるが，頸部回旋を組み合わせることによって食塊は喉頭蓋谷を経て非回旋側の梨状窩に達してから食道へ輸送される（図8）．このような場合，嚥下障害のある患者では誤嚥の危険が高まる例もあると報告されている[12]．また，喉頭閉鎖機能に関しても喉頭

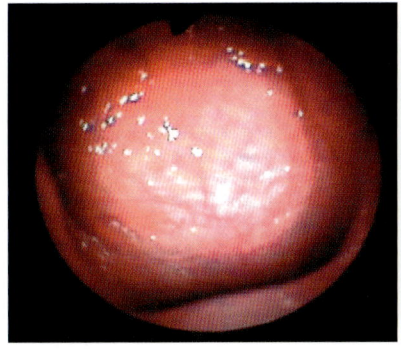

図2　吸気時

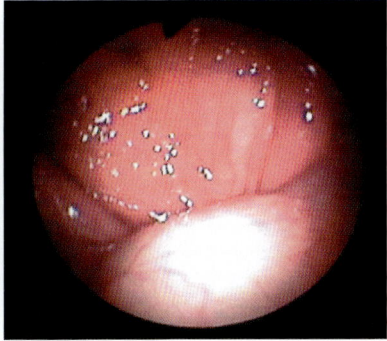

図3　発声時

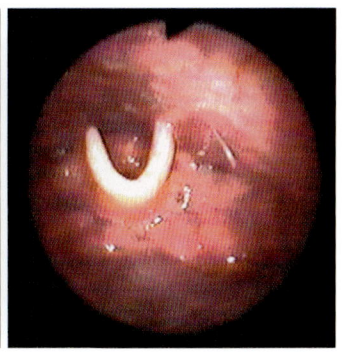

図4　咽頭の観察

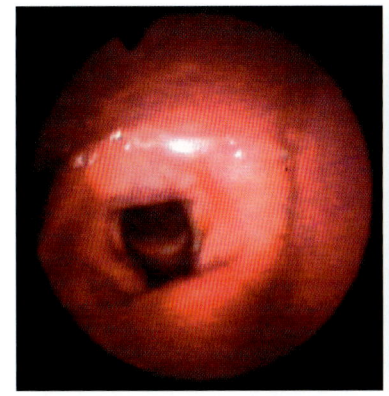

図5　吸気時の喉頭開大

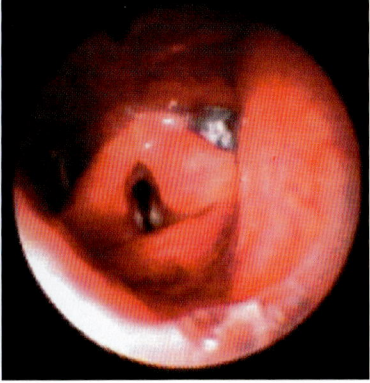

図6　披裂・声帯の閉鎖（途中）

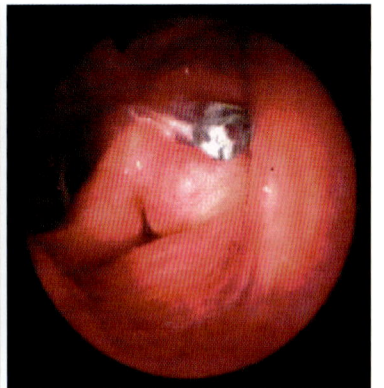

図7　喉頭閉鎖・披裂前方傾斜

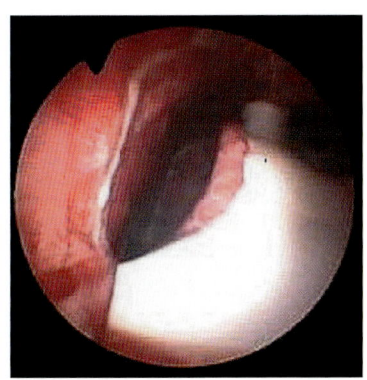

図8　リクライニング座位と頸部回旋手技組み合わせ時の食塊通過経路（健常者：嚥下反射開始直前）

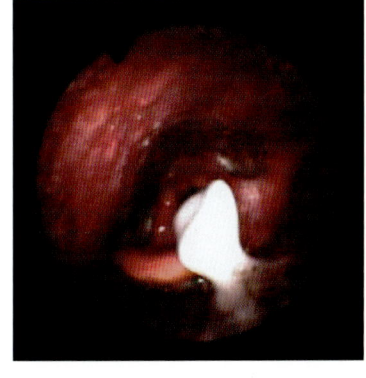

図9　食塊の喉頭蓋の乗り越え（健常者）

蓋による誤嚥予防機能だけでなく，披裂前方傾斜（図7）による喉頭閉鎖機能が重視されるようになっている．たとえば図9のように液体が急に咽頭の奥に送り込まれた場合は，健常者でも食塊は喉頭蓋が傾斜する前に乗り越えて喉頭前庭へ落下することがある．さらに，健常者でも咀嚼時の舌運動による食塊の咽頭への能動輸送（stage II transport[13]）がみられることがあり，食塊が梨状窩に到達後嚥下反射が惹起されることがありうる．また高齢者ではペースト状の食塊でも梨状窩に到着してから嚥下反射が出現することがあり，これらの場合には喉頭蓋での喉頭閉鎖機能だけでなく，披裂による喉頭閉鎖機能が重要となる．したがって，食塊が咀嚼時からどのように咽頭に送り込まれて嚥下反射が惹起されるのか，その通過経路の評価は嚥下内視鏡検査で重要な位置を占めている．

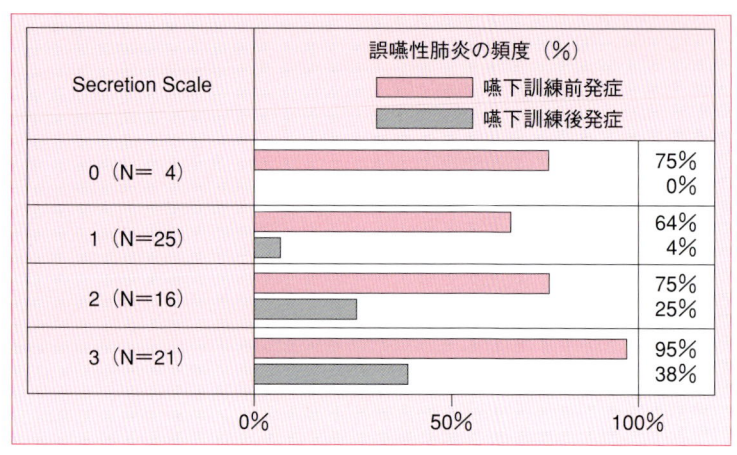

図10 嚥下障害による絶食入院患者（N=66）

■ 嚥下内視鏡検査を用いた摂食・嚥下障害の評価と嚥下訓練のポイント

急性期嚥下障害患者でのリハビリテーションの治療方針のポイントは以下の3点である．

① 栄養補給・水分補給が適切にできること．
② 誤嚥性肺炎を予防できること．
③ 楽しみとしての食事ができること（QOLの向上）．

ここでは嚥下内視鏡を利用した誤嚥性肺炎のリスク管理について述べる．誤嚥性肺炎の診断については，胸部単純X線撮影だけでは見逃されることが多い．ムセの有無，微熱の持続，食事摂取量低下などの症状がみられたら積極的に肺CT検査やCRPなどの炎症反応検査を実施して総合的に診断し，誤嚥性肺炎が悪化する前に適切な嚥下食の選択，治療，訓練を開始することが重要である．そして嚥下内視鏡検査は，急性期絶食患者に対していつから経口摂取を開始するか，その適応診断に威力を発揮する．また，誤嚥性肺炎のリスク管理においては嚥下障害の重症度を評価する必要があり，そのためには嚥下内視鏡検査を用いたSecretion Scale[14]が有用である．

■ 誤嚥性肺炎のリスク評価
——Secretion Scaleについて

Secretion Scaleは1996年にMurray J.によって報告された嚥下内視鏡検査での嚥下障害重症度分類であるが，誤嚥性肺炎の予後予測の参考ともなる．咽頭・喉頭内分泌物の貯留程度を4段階に分類するもので，咽頭に分泌物が貯留していないか軽度の貯留状態の場合がScale 0，咽頭内に分泌物が多く貯留していても喉頭内には貯留していない状態がScale 1，喉頭内に分泌物が貯留していても喀出できる状態をScale 2，喉頭内に貯留した分泌物を喀出できない状態をScale 3と定義している．高齢入院患者47名の検討[14]ではScale 2と3を示した患者は嚥下障害が重度で全例に誤嚥がみられ，きわめて誤嚥性肺炎が生じやすい状態と診断された．当院での嚥下障害による絶食入院患者66名の検討でも同様の結果であった[15]．図10にSecretion Scaleと訓練前および訓練後の誤嚥性肺炎の頻度を示す．Scale 2と3の患者では，VEの評価に基づく嚥下訓練や食事形態の設定を行っても，30〜40％の頻度で誤嚥性肺炎を予防することができなかった．そのうち半数は絶食状態であったが，誤嚥性肺炎の原因は胃食道逆流によるものと判明し，Scale 2と3の患者ではその対応にも留意する必要があった．

おわりに

嚥下リハビリテーションにおける嚥下内視鏡検査の有用性について説明した．これを機会にさらに一般臨床の場で嚥下内視鏡検査や嚥下リハビリテーションに対しての理解が深まることを期待したい．

文 献

1) Langmore SE, et al : Fiberoptic endoscopic examination of swallowing safty ; a new procedure. Dysphagia 2(4) : 216-219, 1988

2) Langmore SE : Endoscopic Evaluation and Treatment of Swallowing Disorders. Thieme Med

Pub, New York, 2001

3) Bastian RW : Videoendoscopic evaluation of patients with dysphagia ; an adjunct to the modified barium swallow. Otolaryngol Head Neck Surg **104** : 339-349, 1991

4) Denk DM, Kaider A : Videoendoscopic biofeedback : a simple method to improve the efficacy of swallowing rehabilitation of patients after head and neck surgery. Otorhinolaryngology **59** : 100-105, 1997

5) Doggett DL, et al : Recent developments in diagnosis and intervention for aspiration and dysphagia in stroke and other neuromuscular disorders. Current Atheroscler Rep **4**(4) : 311-318, 2002

6) Leder SB : Aspiration risk after acute stroke ; Comparison of clinical examination and fiberoptic endoscopic evaluation of swallowing. Dysphagia **17**(3) : 214-218, 2002

7) Lim SHB, et al : Accuracy of bedside clinical methods compared with Fiberoptic Endoscopic Examination of Swallowing (FEES) in determining the risk of aspiration in acute stroke patients. Dysphagia **16**(1) : 1-6, 2001

8) Langmore SE : Endoscopic and videofluoroscopic evaluations of swallowing and aspiration. Ann Otol Rhinol Laryngol **100** : 678-681, 1991

9) Leder SB : Fiberoptic endoscopic evaluation of swallowing in the pediatric population. Laryngoscope **110** : 1132-1136, 2000

10) Singh V : Multidiciplinary management of dysphagia : The first 100 cases. J Laryngol Otol **109** : 419-424, 1995

11) Wu CH : Evaluation of swallowing safty with fiberoptic endoscope : comparison with videofluoroscopic technique. Laryngoscope **107** : 396-401, 1997

12) 太田喜久夫, 他：体位効果の組み合わせにおける注意 頸部回旋がリクライニング姿勢時の食塊の咽頭内通過経路に与える影響について．日摂食嚥下リハ会誌 **6**(1) : 64-67, 2002

13) Parmer JB : Integration of oral and pharyngeal bolus propulsion : a new model for the physiology of swallowing. Jpn J Dysphagia Rehabil **1** : 15-30, 1997

14) Murray J, Langmore SE, et al : The significance of accumulated oropharyngeal secretions and swallowing frequency in predicting aspiration. Dysphagia **11** : 99-103, 1996

15) 太田喜久夫, 他：特集：摂食・嚥下療法の実践―経口摂取開始までのリスク管理 オーバービュー 誤嚥性肺炎の予防を中心として．Journal of Clinical Rehabilitation **14**(5) : 410-417, 2005

II. 摂食・嚥下障害の評価

D. 嚥下造影

馬場　尊[*]

- Videofluorography（VF）は形態学的評価に加え機能的評価を行うことが必要である．さらに病態診断的評価と治療志向的評価との両面から成り立つ．
- VFは施行方法をできるだけ規格化し，一定条件下での嚥下機能評価という性格を強調し，病態や機能の変化を捉えやすくする工夫が必要である．
- VFを行う場合，適切な体位を実現できるかが有用な検査とする鍵となる．このための適切な椅子の準備が不可欠である．
- 病態に応じた嚥下代償法，体位選択の考え方を知っておく必要がある．

Key Words　嚥下造影，椅子，模擬食品，嚥下代償法

□ Videofluography のはじまり

1980年代にVHSビデオテープレコーダーが一般化したが，1981年には透視像をビデオテープに記録することが試みられていた．1982年にはvideofluorographyという言葉が文献に登場した．Videofluorographyの登場によりcineradiographyの膨大な被曝量と経済的側面から適応が限られていた透視を用いた生体運動の評価が行いやすくなった．嚥下関連領域にもただちに応用され，嚥下造影としてのvideofluorography（VF）は1983年にはすでにLogemannがその成書に詳しい記載を行っている．日本のリハビリテーション領域でのVFに関する論文は1986年に才藤らがリハ医学誌に発表したのが最初である[1]．以来，日本でも広くVFが応用されるようになり，嚥下評価のgolden standardとしての地位が確立した．

□ VFの標準的検査法

VFは20年あまりの歴史を持つ検査方法で，現在でもgolden standardとしての位置づけはゆるぎない[2]．しかし，いまだ発展途中で，適応や方法論などで規格化された検査方法ではない．VFは形態学的評価に加え機能的評価を行う検査であるが，特に機能評価の面において各施行者間で統一性が欠け，場合によっては不十分な評価になっている可能性がある．これを鑑み，2004年日摂食嚥下リハ会誌に「嚥下造影の標準的検査法（詳細版）」が掲載された[3]．その目的は，現時点の知見で摂食・嚥下リハを計画するための評価として必要最低限の方法論を提供することである．是非ご参考いただきたい．

□ VF装置としての椅子

VFの装置のなかで，もっとも重要なものは椅子である．良好な視野を確保することと，リクライニングなどの体位を安定に調整することは言うまでもないが，その操作性を無視することはできな

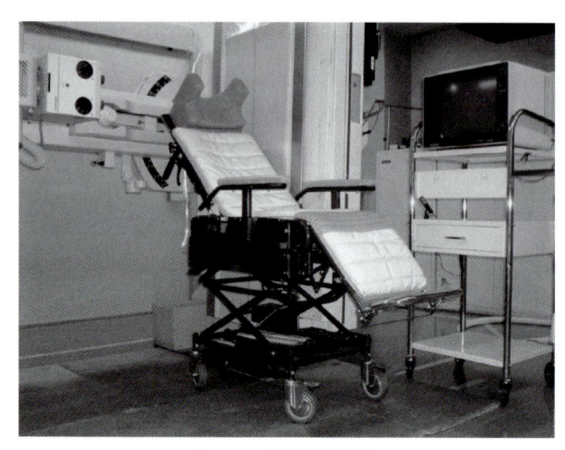

図1　嚥下造影装置
写真は一般的な透視装置と嚥下造影用椅子である．椅子は東名ブレース社製 VF-MT-1．リクライニング機能，電動座面昇降機能，4輪キャスター，大きすぎない全幅などの機能を有している．

[*] 藤田保健衛生大学医療科学部　リハビリテーション学科

い．VFは思いの外，検者，被験者ともに労力を要する検査である．特に体位や撮影方向を変えたりすることを頻回に行う必要がある場合，通常のリクライニング車椅子では対応しきれないことがある．最悪の場合その労力を惜しんで面倒な体位変換などをキャンセルして検査を終了してしまうことも起こりうる．診断価値の高い検査を行うためにVF専用椅子が開発されている．高価ではあるが使用を勧めたい（図1）．

□ バリウムの濃度

VFで用いる造影剤はバリウムが一般的である．経済性，人体への低侵襲性，コントラストの良さなどからもっとも妥当な造影剤である．したがって，小児や重篤な肺疾患のある例以外にはその他の造影剤を選択する理由はない．ガストログラフィン®は経口造影剤であるが，高浸透圧のため，大量に誤嚥すると肺水腫のリスクがあり嚥下造影には使用しない．

バリウムの場合，検討すべきはその濃度である．一般的には50％前後の懸濁液を用いている施設が多いようである．これ以上では，粘性が強く液体としての物性が乏しくなる．また，これより薄くなると造影性が損なわれ，誤嚥の診断効率が低下する可能性がある．実際，内視鏡を併用し，VFでは観察できない（映らない）誤嚥や喉頭内侵入をしばしば経験する．これはバリウム濃度の適正化も検討すべきことを示唆しているが，現時点ではその解答はない．われわれは50％のバリウムを使用し，透視で誤嚥が疑わしいが確定できないときは内視鏡で確認しながら検査を行っている．

□ 模擬食品の考え方

造影剤を含有させた検査用食品を仮に模擬食品とする．この模擬食品はVFに必須である．しかし，どのようなものをどのように用意するかは施行者によりさまざまである．実際の食事に造影剤を混ぜて行うこともある．この場合，検査の多様性は無限大であり一定の基準で比較検討することは難しい．VFは嚥下の機能を評価することが主目的であるので，ある一定の条件を設けて検討することが合理的であろう．このために模擬食品を規格化することが一法であると思う．造影剤の濃度，増粘剤の種類や量を規定して物性を規格化した模擬食品を数種類（ゼリー，とろみ液，ペースト，ピューレなど）を用意する．常に一定の条件のものを使用すると，各症例の機能の変化を評価しやすくなる．一方，実際の食事をVFで評価することもあるが，造影剤を混入した時点で実際の食事とはかなり異なった味わいや物性になる．また，透視室という特殊な環境で食すことになるので，実際の食事場面の能力をどの程度反映するかはわからない．したがって，あえて実際の食事をVFで評価する必要はないと思う．この目的には嚥下内視鏡検査（VE）のほうが適している．実際の食事に手を加えることなく，実際の食事環境で検査が行える．また，VFで機能を十分に評価しておけば，誤嚥や残留の程度を評価できればよいのでVEの能力を超えることはない．VEも近年非常に広まってきた．VFとVEを合理的に使い分けて，特にVFの検査機会を可能な限り減らし被曝量の減少に努めたい．

□ VFの治療志向的側面

VFは治療志向的検査である．誤嚥や咽頭残留を認めた場合には，躊躇することなく適当な嚥下代償法や体位を試みリハビリテーションを計画するための情報を過不足なく収集する．一般的な嚥下代償法や体位についてはどのような病態にどのような方法を選択するかは熟知している必要がある．また，その結果を予測しながら行う姿勢が大切である．予測とは異なる結果もしばしばであるが，このときはこの理由を考えて別の方法を選択してゆくと，全体の病態を理解しやすくなる．

検査の過程で嚥下代償法や体位，あるいは食物形態を変更するときは2つを同時に行わないほうがよい．どちらの効果かわからなくなるからである．食事動作なども勘案し，自立しているものには食物形態から変更し，介助のものには体位や嚥下法から変更していくと実際の訓練や食事場面に応用しやすい．

□ VFによる誤嚥の定義と分類

誤嚥（aspiration）は食塊や唾液が声門を通過し気道に侵入することと定義されている．一方，声門上の喉頭前庭までの侵入は喉頭内侵入（penetration）といい，健常人でも観察されうる現象として，明らかな異常所見ではないとされている．

健常人は喉頭内侵入や誤嚥に対する防御反応として咳が見られるが（ムセ），これを認めないものを不顕性誤嚥（silent aspiration）といい臨床上注意を要する所見であり，VFではこの有無を評価

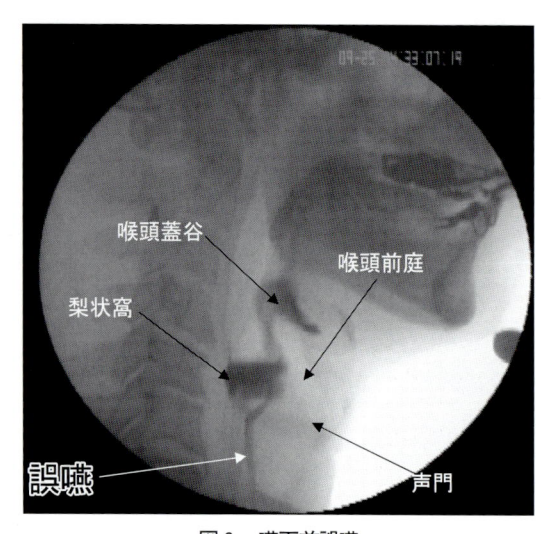

図2 嚥下前誤嚥
喉頭挙上が起こる前の誤嚥である．
口腔から液体の造影剤が咽頭に進入しても嚥下反射が開始せず，喉頭蓋谷，梨状窩を満たしさらに喉頭内へあふれている像である．

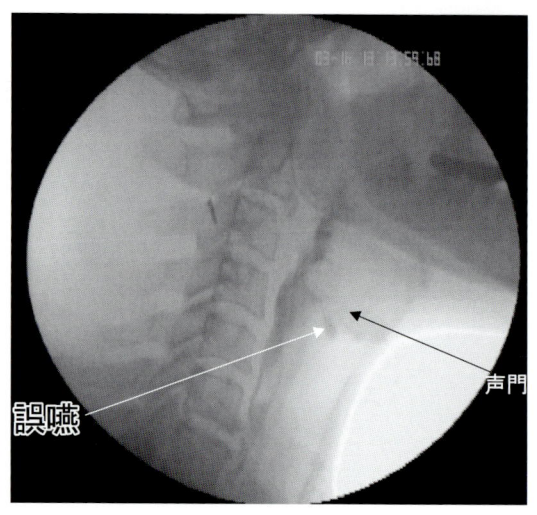

図3 嚥下中誤嚥
喉頭挙上中（直後）の誤嚥である．
図は嚥下反射による喉頭挙上直後の誤嚥の像である．喉頭挙上しているので，喉頭前庭の空気像が消失している．嚥下反射は起こるものの喉頭閉鎖不全などがあり，咽頭圧が喉頭に抜けて誤嚥を起こしていると考えられる．

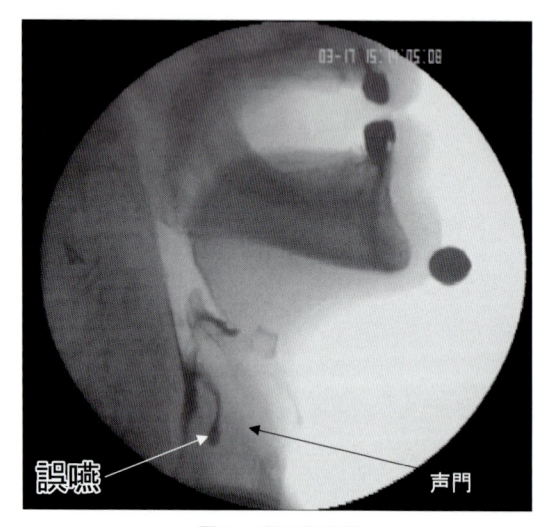

図4 嚥下後誤嚥
喉頭が復位した後の誤嚥である．
図は嚥下反射が終了し，喉頭挙上から復位したあと，咽頭残留が多量に存在し，梨状窩からあふれている像である．声門は不鮮明であるが，ほぼ矢印の位置である．

することが大切である．誤嚥後10秒以上ムセがないものを不顕性誤嚥として調査した報告では65%前後が不顕性誤嚥であったとする報告[4]があるので注意すべきである．

誤嚥の分類方法はLogemannの成書[5]にあるものが有名で，嚥下反射の開始時点と誤嚥が起こった時点との時間関係から分類するものがある．すなわち，嚥下反射前に起こった誤嚥（嚥下前誤嚥；aspiration before swallow），嚥下反射中に起こった誤嚥（嚥下中誤嚥；aspiration during swallow），嚥下反射終了後の誤嚥（嚥下後誤嚥；aspiration after swallow）である（図2～4）．

このような分類は誤嚥の病態の検討に重要で，例えば嚥下前誤嚥は嚥下反射惹起不全に起こりやすく，嚥下中誤嚥は喉頭閉鎖不全におこりやすく，嚥下後誤嚥は，咽頭圧の低下あるいは食道入口部の開大不全でおこりやすいと考えられる．同一症例でも，与えた造影剤の物性や量により，起こる誤嚥の分類は異なるので，どのような物性でどのような誤嚥になるかを検討して，病態を考察する．

□ **VF中の嚥下代償法や体位などの実際**

以下にVE中に応用されやすい手技とその効果をまとめる．

1．リクライニング[1]

嚥下中・嚥下後誤嚥に試すことが多い．特に，咽頭残留の多い嚥下後誤嚥に効果があるようである．リクライニングをすると梨状窩が喉頭口より相対的に下方になり，咽頭残留が誤嚥になる前に，

反復嚥下が起こるための時間的猶予を得る効果がある．また，頭部の重さを軽減することによる頸部のリラクゼーション効果も考えられる．

2．Chin tuck

頭部屈曲（上位頸椎の屈曲）あるいは顎引き位のことである．成書によりさまざまな解釈はあるが，舌根部が喉頭上部を上方から押しつけることが，その効果の主要因のようである．喉頭蓋谷に残留が多い例や，軽度の喉頭閉鎖不全による嚥下中誤嚥に効果がある．

3．頸部回旋

咽頭残留の多い場合，多い側（障害側）に頸部を回旋する．このとき障害側の中咽頭が閉鎖されるような効果が得られ，食塊は非障害側を通過しやすくなり咽頭のクリアランスが改善する．

また，喉頭の直上を迂回して食塊が通過するため，喉頭閉鎖不全による嚥下中誤嚥のリスクを低下させたり，鼻咽腔に働いて軽度の鼻咽腔閉鎖不全を改善させる効果を認めることがある．

食塊の通過経路を変える効果は中咽頭から下咽頭にかけて現れ，口腔から中咽頭にはほとんど働かないので，通過経路を口腔から変えたいときは重力を利用してする．たとえば側臥位などを利用して，左側臥位にしながら頸部右回旋を行えば，口腔から食塊は左側を通過しやすくなる．

リクライニング位で頸部回旋を行う時は，上述のことに留意すべきである．リクライニング位の時に，側臥位などにしないで，障害側への頸部回旋を行うと，口腔では回旋側が下方になりやすく，口腔から中咽頭までは回旋側（障害側）を食塊が通り，中咽頭以下で，対側に経路が変わるという不自然な通過になる[6]ので，リクライニング位ので頸部回旋をするときには側臥位にしなければならない．

4．バルーン拡張法

咽頭残留とくに梨状窩残留が多い場合に試みる手技である．梨状窩残留は咽頭圧が低い場合や食道入口部が開きにくい時に認められる．輪状咽頭筋が弛緩しない病態にこの手法が効果的かどうかは明らかではなく，仮性球麻痺や廃用と考えられる病態に即時的な効果が得られやすいようである．ワレンベルグのような病態は左右差を意識して施行するが，健側あるいは障害側を拡張するかの判断は症状の経過により判断するようにしている．すなわち，重度障害の時は，健側機能の改善を優先して拡張を試みる．健側優位で直接訓練が安定してきたら障害側へのアプローチを検討する．

□ 命令嚥下（command swallow）と 咀嚼嚥下（chew swallow）

「摂食・嚥下の生理」の項で説明されている通り，命令嚥下と咀嚼嚥下はその動態が非常に異なっている．命令嚥下の所見では咀嚼嚥下を考察することはできない．われわれは咀嚼嚥下を固形物と液体を同時に口に含ませ咀嚼させる手法で評価し，経口摂食の適応を検討している．詳しくは「咀嚼負荷嚥下法」の項を参照のこと．

文　献

1）才藤栄一，木村彰男，矢守　茂，他：嚥下障害のリハビリテーションにおけるvideofluorographyの応用：リハ医学 23：21-124，1986

2）馬場　尊，岡田澄子：摂食・嚥下障害リハビリテーション実践マニュアル　評価　嚥下造影．MB Med Reha 57：11-19，2005

3）日本摂食・嚥下リハビリテーション学会医療検討委員会：嚥下造影の標準的検査法（詳細版）日本摂食・嚥下リハビリテーション学会医療検討委員会案作成に当たって．日摂食嚥下リハ会誌 8：71-86，2004

4）水野雅康，才藤栄一：単純レントゲン検査による嚥下障害のスクリーニング：造影剤嚥下前・後レントゲン像とvideofluorography所見との比較．リハビリテーション医学 37：669-675，2000

5）Jeri A. Logemann：Evaluation and treatment of swallowing disorder. 2 nd ed. PRO-ED, 1998, Austin Texas

6）太田喜久夫，才藤栄一，松尾浩一郎：体位効果の組合せにおける注意―頸部回旋がリクライニング姿勢時の食塊の喉頭内通過経路に与える影響について―．日摂食嚥下リハ会誌 6：64-67，2002

第III章

知っておきたい基礎知識

A．摂食・嚥下機能に対する加齢の影響
B．高齢者の咀嚼嚥下
C．歯科と摂食・嚥下障害
D．胃瘻造設とその管理
E．摂食・嚥下障害に対する機能的電気刺激法
F．摂食・嚥下障害に対する外科治療
G．誤嚥性肺炎
H．経管栄養
I．摂食・嚥下障害と薬物療法
J．摂食・嚥下障害患者の服薬指導
K．脳卒中 摂食・嚥下障害の治療帰結
L．舌・咽頭・喉頭・食道の構造と神経支配
M．摂食・嚥下の発達と障害

III. 知っておきたい基礎知識

A. 摂食・嚥下機能に対する加齢の影響

松尾浩一郎*
まつお こういちろう

- 高齢者の摂食・嚥下障害の病的変化を知るには，まず加齢による機能の減退を考慮しなければならない．
- 加齢により，嗅覚，味覚の閾値は上昇する．咀嚼能力は低下し，咀嚼時間は延長する．
- 唾液分泌能力は加齢による影響を受けないが，多くの高齢者が投薬などによって唾液分泌が低下している．
- 加齢により嚥下口腔期の送り込み時間は延長し，咽頭期の開始は遅れる．そのため喉頭侵入の割合が増えるが，誤嚥は増えない．
- 上食道括約筋のコンプライアンスは低下し，その開大量は小さくなる．
- 吸気中に嚥下が始まる割合が増える．

Key Words 加齢変化，口腔機能，咽頭期能，呼吸との関係

はじめに

現在の高齢者社会において，多くの高齢者はなんらかの疾患を持っており，それらの疾患が嚥下機能に影響を及ぼすことがある．また疾患に対する投薬の副作用によって，嚥下困難を訴えることもある．そのため高齢者の摂食・嚥下障害には，さまざまな要因が複雑に関わっている．摂食・嚥下機能は，他の身体機能と同様に形態学的にも生理学的にも加齢変化するので，高齢者の摂食・嚥下障害の病態を診断する際には，加齢による機能の減退を考慮に入れた上で，評価を行うべきである．本稿では，今まで明らかになってきた知見をもとに，食物認知から咀嚼を経て，口腔送り込み，咽頭嚥下までの摂食・嚥下機能における加齢変化について述べる．表1におもな摂食・嚥下機能の加齢変化についてまとめた．

□ 口腔機能

人は食事をするときに，まずその食物を視覚，嗅覚などによって認知してから口へと運ぶ．とくに食物認知時の匂いは食欲を刺激し，唾液分泌を促進させる．また口腔内で咀嚼しているときには，その食物の香りは，後方の咽頭腔を抜け，鼻腔へと達して，感じられる．この嗅覚機能は加齢にともない減退していく．嗅覚閾値は上昇し，また閾値以上の匂いの識別能力も低下する[1]．嗅覚同様に味覚も変化する．基本4味覚（甘味，苦味，塩味，

表1 加齢による摂食・嚥下機能の変化のまとめ

- 嗅覚，味覚閾値の低下，閾値以上での識別能の低下
- 唾液分泌能は変化なし
- 歯牙数の減少
- 咀嚼筋力低下，咀嚼時間延長

- 喉頭位置の低下
- 口腔送り込み期延長
- 咽頭期開始の遅れ
- 舌圧は維持
- 咽頭圧低下
- 喉頭侵入の増加，咽頭残留はわずかに増加．誤嚥は増えない．

- 安静時UES圧の低下，緊張性収縮幅の減少
- UES開大量の減少
- UESコンプライアンスの低下

- 嚥下・呼吸の協調性の低下
- 咽頭喉頭閉鎖反射の低下

酸味）とも加齢により閾値が上昇し，また閾値以上での濃度の差の識別能力も低下する．加齢による味覚機能の変化により，嚥下機能にも影響を及ぼす．Dingらは，液体に味（甘味，塩味，酸味）を付加させることによって起こる嚥下機能の変化への若年群と高齢群の相違を報告している[2]．若年者群ではすべてのパターンの味の変化により，嚥下機能が促進されていたが，高齢者群では，味の

* 松本歯科大学大学院　健康増進口腔科学講座

違いによる嚥下機能の変化は見られなかった．高齢者では味に対する感度が低下しているために，液体に味を付加することによる嚥下の促進がみられなかったと考えられている．

口腔内に取り込まれた食物は，舌によって臼歯部まで運ばれ，咀嚼される．咀嚼によって食物は細かく砕かれ唾液と混ぜ合わされながら嚥下しやすいように柔らかくされていく．そのため唾液の分泌は，食物を咀嚼して嚥下しやすい状態に食塊形成するのに重要な役割を果たしている．臨床の現場では，唾液分泌低下もしくは口腔乾燥を呈する高齢者を数多く認める．65歳以上の高齢者の3割は口腔乾燥症であるとの報告もある[3,4]．しかし，純粋な加齢変化だけでは，腺房の萎縮が多少見られるものの，唾液の分泌能低下は起こらないと言われている．しかしながら，高齢者では複数の疾患を持つことが多く，それらの疾患に対して複数の投薬を受けている．疾患だけでなく，疾患に対する薬が，唾液の分泌を抑制してしまうことが多々ある[4]．唾液分泌が低下している嚥下障害者では，咀嚼時間の延長や飲み込み困難が見られることがある．

歯牙は咀嚼のためになくてはならない存在だが，高齢者になると歯牙数が顕著に減少する．しかし，歯牙の減少は，単に加齢の影響だけではなく，歯周病やう蝕などによっても起こるため，残存歯数は個人差が非常に大きい．また上下顎の歯牙の接触単位を表す機能的接触単位（Functional contact units）も加齢によって低下し，それとともに咀嚼効率が低下する[5]．さらに咀嚼する力は弱まり，咀嚼中の咀嚼筋活動は低下し，咀嚼スピードも遅くなる．そのために咀嚼に要する時間の延長を認める[5]．咀嚼時間は延長しているものの，他の機能低下により，嚥下直前の食塊の大きさは若年者と比較すると大きくなる．咀嚼中の口唇の閉鎖機能も低下する．

□ **咽頭機能**

食塊が咽頭から食道へと運ばれる時期は，嚥下の咽頭期と呼ばれる．咽頭期は口腔，舌，咽頭，喉頭の数十の神経，筋の連続した複雑な活動である．軟口蓋は，鼻腔を咽頭腔から遮断するように挙上し咽頭の後壁と接する．舌は食塊を後方へ絞り込むように，前方部から口蓋と徐々に接していき，最終的に舌根部が咽頭の後壁に対するように後方へと収縮する．咽頭の収縮筋群は上方から下方へと蠕動運動様に収縮していく．さらに咽頭は咽頭腔の容積を縮小させるために上下方向に短縮する．舌骨上筋群と甲状舌骨筋の収縮により舌骨と喉頭は上前方へと引き上げられ，喉頭蓋が後方へと倒れ，食物が気道に入らないように喉頭が閉鎖する．それとともに上食道括約筋（Upper Esophageal Sphincter：UES）は弛緩し，食塊が食道へと入っていくように上食道括約筋が開大する．以上のようなさまざまな器官の運動が複雑に組み込まれた咽頭嚥下機能も加齢による個々の器官の運動，感覚の低下や，形態学的な変化によって，この一連の複雑な咽頭嚥下機能も影響を受けている．

口腔内に取り込まれた食物は，嚥下準備が整ったところで咽頭へと一気に送り込まれる．この能動的な送り込みにおいて，重要な役割を果たしているのが舌である．Robbinsらが，舌の等尺運動をさせたときと嚥下運動をさせたときの舌運動の圧力に対する加齢の影響を報告している[10]．その結果の中で，舌の等尺運動での最大舌圧は，若年群が高齢者群に対して有意に高くなっていたが，嚥下運動の舌尖，舌背部の圧力はともに若年，高齢群間での優位差を認めていなかった．そのため筆者らは，舌圧は加齢により低下するけれども，安全で効果的に嚥下するために必要な程度の舌圧は高齢者でも維持されていると考察している．

食塊を口腔から咽頭へと送り込む時間は加齢によって延長する．さらに食塊が咽頭に送り込まれてから，喉頭挙上が起こるまでの時間も延長する．この咽頭嚥下惹起の遅延の影響で喉頭侵入の割合は増加する．しかし，誤嚥の割合は増えないと報告されている[7,8]．嚥下後の咽頭残留はその頻度，量とも若年者と比較して少しだけ増加する．

喉頭の解剖，機能も加齢に伴い変化する．健常若年者では喉頭は第6頸椎レベルに位置しているが，高齢者では第7頸椎レベルまで低下する[6]．これは頸椎の加齢変化と，咽頭の筋緊張の低下による咽頭拡張による影響が大きいと考えられている．また，甲状軟骨，輪状軟骨，舌骨の骨化も加齢とともに進む．Logemannらが，嚥下中の舌骨，咽頭の運動機能に対する加齢の影響について報告している[9]．男性の高齢者では，嚥下時の舌骨，喉頭の前方，上方への挙上量が若年者に比べて有意に

低下している．その一方で，女性高齢者では，有意ではないものの喉頭の挙上量が増加する傾向にある．筆者らは，女性の喉頭運動量の増加は喉頭の位置低下に対する代償作用ではないかと述べている．

食物が食道へと入っていくためにはUES（上食道括約筋）の開大が不可欠である．嚥下時のUESの開大には，以下の3機構が関与する；① 輪状咽頭筋の弛緩，② オトガイ下筋群と甲状舌骨筋の収縮による舌骨，喉頭の前方への挙上，③ 食塊が上方から送られてくる圧力．加齢にともないUESのコンプライアンスが低下し，舌骨や喉頭の挙上量も低下するために嚥下時のUES開大量は小さくなる．食道の入口部が小さくなったところに食塊を送り込もうとするために，食塊が咽頭を通過するときの食塊内圧が上昇する．この食塊内圧は嚥下一回量が増えると顕著に上昇する．嚥下口腔期開始からUES開大までのタイミングは遅くなるが，咽頭期開始からUES開大までの時間は加齢の影響を受けない[11]．UESの安静時圧は加齢とともに低下し，その圧のかかっている部分の括約筋の長さは短縮する．一方，下食道括約筋（Lower esophageal sphincter：LES）圧とその圧がかかっている部分の長さは加齢によっても変化しない[12]．

健常若年者では咽頭への液体進入による刺激によって声門閉鎖が起こる（咽頭声門閉鎖反射：pharyngoglottal closure reflex）[13]．この反射機能は嚥下前の口腔内の内容物が咽頭に侵入してきてしまったときの誤嚥防止機能の一つであると考えられている．この反射機構も高齢者では低下しており，反射誘発により多くの量が必要となる[13]．嚥下時に声門が閉鎖してからUESが開いて食塊が送り込まれるまでのタイミングについては，高齢者でも保たれていることがわかっている．

□ 呼吸との関係

嚥下と呼吸は，ともに脳幹部のCentral Pattern Generatorで運動を調節されており，相互間で運動のタイミングを調節している．嚥下の際には，呼吸は鼻腔，喉頭の閉鎖という物理的な気道閉鎖だけでなく，中枢性に抑制されている．この協調関係により，嚥下時に食塊が気道へと侵入するのを防いでいる．この嚥下と呼吸との協調関係も加齢により変化する．健常若年者では通常呼気中に嚥下が始まり，嚥下後に呼気で呼吸が再開される．呼気の間で嚥下が行われることで，梨状窩や喉頭周囲に存在する食塊や残留を吸い込まないようにしていると考えられている．高齢者では吸気中に嚥下が開始する割合が増え，嚥下後に吸気で始まる頻度も高まる[14]．嚥下時の無呼吸時間（swallow apnea）も加齢により延長する．

文献

1) Murphy C：Nutrition and chemosensory perception in the elderly. Crit Rev Food Sci Nutr 33：3-15, 1993

2) Ding R, Logemann JA, Larson CR, et al：The effects of taste and consistency on swallow physiology in younger and older healthy individuals：a surface electromyographic study. J Speech Lang Hear Res 46：977-989, 2003

3) Ship JA, Pillemer SR, Baum BJ：Xerostomia and the geriatric patient. J Am Geriatr Soc 50：535-543, 2002

4) Schein OD, Hochberg MC, Munoz B, et al：Dry eye and dry mouth in the elderly：A population-based assessment. Arch Intern Med 159：1359-1363, 1999

5) Kohyama K, Mioche L, Bourdiol P：Influence of age and dental status on chewing behaviour studied by EMG recordings during consumption of various food samples. Gerodontology 20：15-23, 2003

6) Michel JF, Brown WS, Chodzko-Zajko W, et al：Aging voice：Panel 1. J Voice 1：53-61, 1987

7) Robbins J, Hamilton J, Lof G, et al：Oropharyngeal swallowing in normal adults of different ages. Gastroenterology 103：823-829, 1992

8) Tracy JF, Logemann JA, Kahrilas PJ, et al：Preliminary observations on the effects of age on oropharyngeal deglutition. Dysphagia 4：90-94, 1989

9) Logemann JA, Pauloski BR, Rademaker AW, et al：Oropharyngeal swallow in younger and older women：videofluoroscopic analysis. J Speech Lang Hear Res 45：434-445, 2002

10) Robbins J, Levine R, Wood J, et al：Age effects on lingual pressure generation as a risk

factor for dysphagia. J Gerontol A Biol Sci Med Sci 50：M 257-262, 1995

11) Shaw DW, Cook IJ, Dent J, et al：Age influences oropharyngeal and upper esophageal sphincter function during swallowing. Gastroenterology 98：A 390, 1990

12) Bardan E, Xie P, Brasseur J, et al：Effect of ageing on the upper and lower oesophageal sphincters. Eur J Gastroenterol Hepatol 12：1221-1225, 2000

13) Shaker R, Ren J, Bardan E, et al：Pharyngoglottal closure reflex：characterization in healthy young, elderly and dysphagic patients with predeglutitive aspiration. Gerontology 49：12-20, 2003

14) Shaker R, Li Q, Ren J, et al：Coordination of deglutition and phases of respiration：effect of aging, tachypnea, bolus volume, and chronic obstructive pulmonary disease. Am J Physiol 263：G 750-755, 1992

15) Ren J, Shaker R, Zamir Z, et al：Effect of age and bolus variables on the coordination of the glottis and upper esophageal sphincter during swallowing. Am J Gastroenterol 88：665-669, 1993

III. 知っておきたい基礎知識

B. 高齢者の咀嚼嚥下

藤井　航*
ふじい　わたる

● 高齢者の嚥下は，若年者と異なっており，特に70歳以上では顕著な相違点がみられる．
● 高齢者は，命令嚥下においては嚥下反射開始前に高率に中咽頭以降に，咀嚼嚥下では高率に下咽頭に食塊が進行する．
● 高齢者は咀嚼停止後から嚥下反射開始までの時間が延長する．
● 高齢者は若年者と比較して，誤嚥の危険性が増加している可能性がある．
● 口腔内環境は，嚥下運動の加齢による変化を修飾する．

Key Words　高齢者，咀嚼嚥下，Process model，Stage II transport

はじめに

1997年にPalmerらにより示されたProcess modelは，咀嚼を要する固形物の嚥下，いわゆる咀嚼嚥下の動態では咀嚼により粉砕された食物が舌による能動的輸送により中咽頭に送り込まれ (Stage II transport)，そこで食塊としてまとめられることが特徴であるとしている[1〜3]．この報告がなされてから，摂食・嚥下動態の研究において咀嚼の存在が大きくクローズアップされ，このモデルを基盤とし若年者を対象とした研究が行われてきた（「摂食・嚥下の生理」参照)[4,5]．しかし，人の摂食・嚥下機能は，その他のさまざまな機能と同様に加齢により低下すると考えられ，その嚥下機能の加齢による生理的な変化については，十分に解明されているとは言いがたく，高齢者の嚥下動態の解釈を困難にしている．加齢にともなう摂食・嚥下機能の生理的な変化を把握することは高齢者における摂食・嚥下障害の病態を理解し治療指針を確立するうえで非常に有意義である．本稿では経口摂取が安定している高齢者を対象に咀嚼嚥下について若年者と比較しその相違点について解説する．

調査対象を摂食・嚥下障害をひきおこすような神経疾患や咽頭・喉頭疾患がなく，通常の食事形態にて食事を摂取している高齢健常者とした．より加齢の影響を明らかにする目的で高齢健常者を60歳代群と70歳以上群に細分化した．また，同様に疾患がなく，食事を摂取している若年健常者を若年群とした．嚥下様式は液体命令嚥下 (COM) と，コンビーフ咀嚼嚥下 (CB)，クッキー咀嚼嚥下 (CK)，混合咀嚼嚥下 (MIX) の計4種を設定した．なお，咀嚼嚥下は咀嚼の時間・回数に制限を設けない自由咀嚼嚥下とした．口腔・咽頭を図1のように区分し[4]，嚥下反射開始時点は嚥下に先立って舌骨が上前方へ急速な挙上を開始した時点と定義した．また，その時点での食塊先端の到達した位置を同定し，およびそれぞれの領域での位相時間を測定した（図2-4）．

□ 高齢者の命令嚥下

今までの摂食・嚥下の加齢変化については，嚥下反射の惹起遅延，喉頭低位に由来する喉頭運動の追従の遅れ，食道入口部の開大能の低下などいくつかの報告がみられ[6,7]，それらは液体の命令嚥下による検討が中心であった．今回においても嚥下反射開始前に中咽頭以降（VAL以降）へ食塊が進行した例は，若年と60歳代よりも70歳以上では高率であり，加齢が命令嚥下に大きな変化を及ぼしている可能性がある．

□ 高齢者の咀嚼嚥下

咀嚼嚥下において嚥下反射開始前の食塊の深達度について考えると，コンビーフとクッキーでは若年と60歳代はほとんど変わらないものの，70歳以上では高率に下咽頭に食塊が進行することが観察される．この加齢による食塊深達度の変化の要

---

* 藤田保健衛生大学七栗サナトリウム　歯科

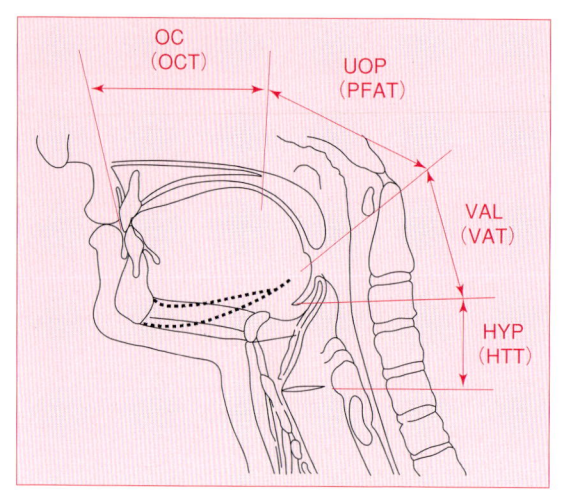

図1 口腔・咽頭領域の区分

食塊先端位置を示すのに，図のように口腔・咽頭を区分した．（　）内に領域に対応した位相時間の定義を示した．

- OC： Oral cavity area（口腔内）
- UOP： Upper oropharyngeal area（口腔咽頭上部領域）
- VAL： Valleculae area（喉頭蓋谷領域）
- HYP： Hypopharyngeal area（下咽頭領域）
- OCT： Oral cavity time（口腔内移送時間）
- PFAT： Postfaucial aggregation time（口腔咽頭上部領域通過時間）
- VAT： Valleculae aggregation time（喉頭蓋谷領域通過時間）
- HTT： Hypopharyngeal transit time（下咽頭領域通過時間）

（武田斉子，才藤栄一，松尾浩一郎，他：咀嚼が食塊の咽頭進入に及ぼす影響．リハ医学 39：322-330, 2002）

因の1つに嚥下反射の惹起遅延がある．加齢により嚥下反射惹起に関与する感覚神経の閾値が上昇しているとする報告がいくつかある[8,9]．嚥下反射惹起の遅延があれば，咽頭に食塊が進行してから嚥下反射開始までの時間が長くなり，食塊はより深く咽頭内に進行する．

しかし，混合物については各年代において，その深達度と位相時間に差がなかった．混合物は武田らの報告[4]において咀嚼嚥下を評価する場合の1条件として設定され，固形物と液体をともに口腔内に投与したもので，実際の食事場面を想定した形態である．この混合物では若年においても高率に下咽頭にまで食塊が進行していた．この結果は混合物の液体成分が Stage II transport の能動的移送よりも重力による受動的移送の影響で移送されるためであり，液体は口腔咽頭上部に進行した時点で重力による移送が中心になり容易に下咽頭に達するようになるためである．

また，加齢に従い喉頭は下方へ位置するようになり，70歳以上になると急激な喉頭の位置の低下に喉頭運動が追従できなくなり，その結果として気道の閉鎖不全，前方移動の減少がおこり，誤嚥のリスクが高まるといわれている[6]．前述のような，食塊の深達度の増加に加え，喉頭位置の低下などの解剖学的変化により高齢者は若年者と比較してそのリスクは非常に高くなっているものと推察される．

□ 嚥下反射開始と咀嚼運動との関連

下顎運動停止時間と舌骨挙上開始時間は「咀嚼運動から嚥下運動へと運動が切り替わる過程を反

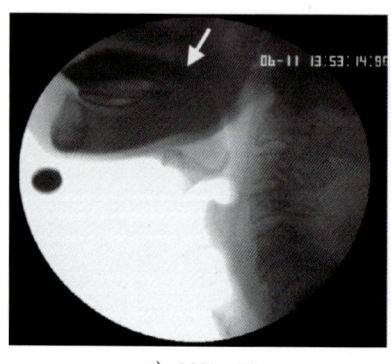

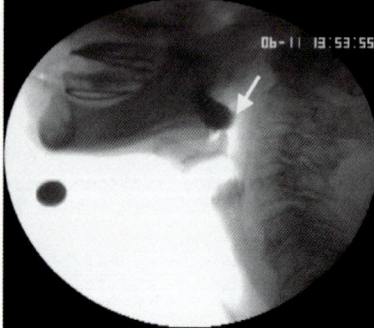

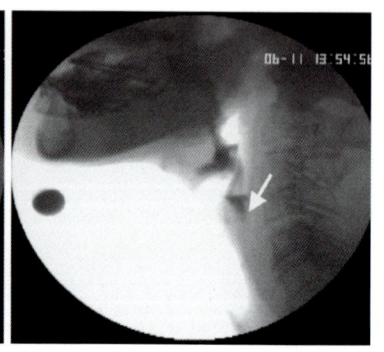

a）COM；OC　　　b）CB；VAL　　　c）MIX；HYP

図2　嚥下反射開始直前の食塊先端位置（78歳男性）

嚥下反射開始を舌骨挙上運動開始時と定義し，VF画像上で舌骨が上前方に急速に移動を開始する直前のフレームから食塊先端の位置を同定した．食塊の先端がCBではVAL，MIXでHYPに達している．

図3 嚥下反射前の食塊先端位置

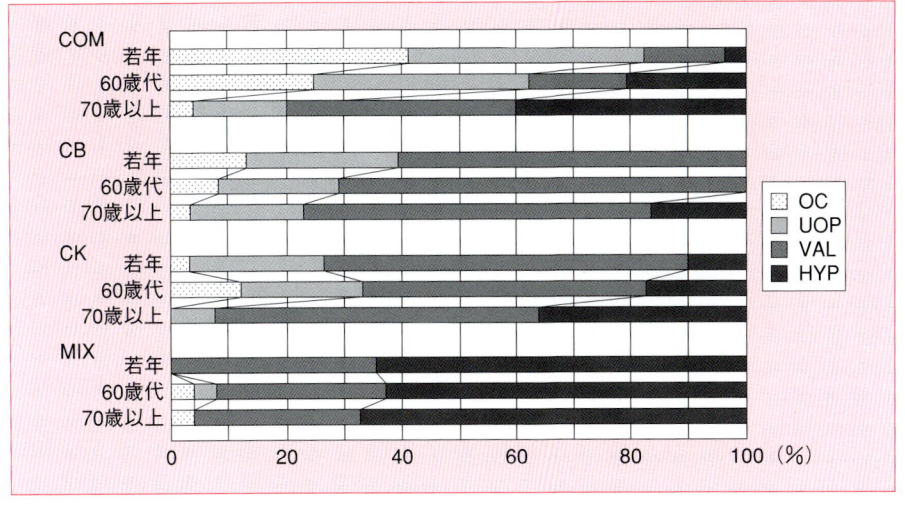

図4 嚥下位相時間

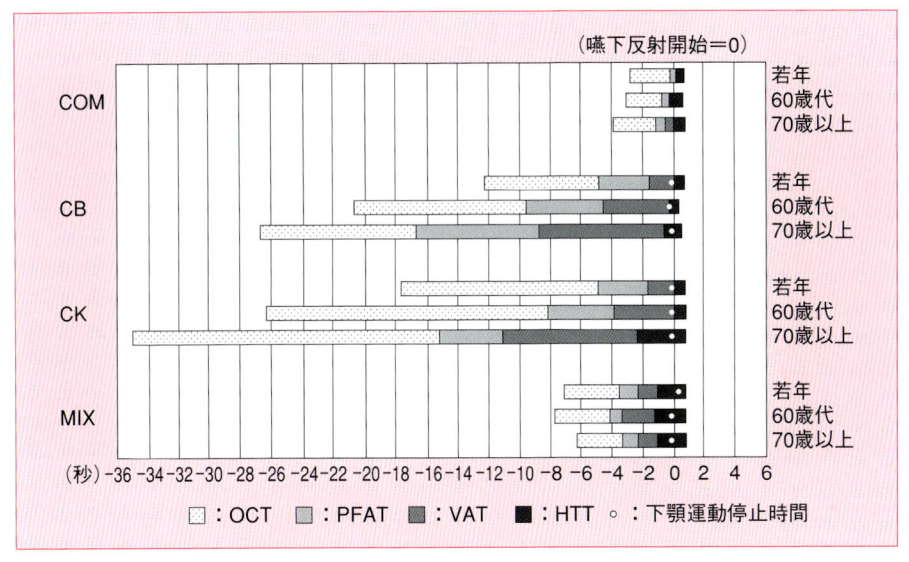

映している」といわれている[10]．本研究での下顎運動停止と嚥下反射開始との時間差の結果はほぼ同じ傾向である．また，若年の混合物のみ下顎運動停止より先に嚥下反射開始がおこっていたが，これらの時間差は下顎運動停止から嚥下反射開始の時間が加齢により延長する傾向を認めた．これまでに報告された加齢にともなう嚥下反射惹起遅延を考慮し，咀嚼運動の停止が嚥下反射惹起の要因の一つと仮定すると，加齢によって咀嚼から嚥下への移行，すなわち咀嚼-嚥下連関が円滑に行われなくなることが推察される．また，武田らの若年者の研究[4]は混合物において嚥下反射開始が下顎運動停止より先行することについて，深く進行した食塊の誤嚥を防ぐための緊急的な反射機構の存在を仮定している．しかし，本研究の高齢群である60歳代，70歳以上では他の条件と同様に下顎運動停止がおこってから嚥下反射開始がおこっている．これは加齢にともなう緊急的反射機構の機能低下が推察され，喉頭内侵入や誤嚥の危険性に影響することが示唆される．また，総義歯や多数歯欠損の部分床義歯を使用すると口腔粘膜の大部分は義歯床により覆われる．これが粘膜による食塊の感覚入力を減弱，Stage II transport に影響し，結果として嚥下反射開始までの時間が延長する可能性もある．このことから口腔内環境の要素も加齢による変化をより修飾する可能性がある．

文　献

1) Palmer JB : Integration of oral and pharyngeal bolus propulsion : a new model for the physiology of swallowing. 日摂食嚥下リハ会誌 1 : 15-30, 1997

2) Palmer JB : Bolus aggregation in the oropharynx does not depend on gravity. Arch Phys Med Rehabil 79 : 691-696, 1998

3) Hiiemae KM, Palmer JB : Food transport and bolus formation during complete feeding sequences on foods of different initial consistency. Dysphagia 14 : 31-42, 1999

4) 武田斉子，才藤栄一，松尾浩一郎，他：咀嚼が食塊の咽頭進入に及ぼす影響．リハ医学 39 : 322-330, 2002

5) 松尾浩一郎，才藤栄一，武田斉子，他：咀嚼および重力が嚥下反射開始時の食塊の位置に及ぼす影響．日摂食嚥下リハ会誌 6 : 65-72, 2002

6) 古川浩三：老人の嚥下．老年者と耳鼻咽喉科　耳鼻咽喉科・頭頸部外科MOOK 12（設楽哲也，編），pp. 145-150，金原出版，東京，1989

7) 進　武幹：老人の嚥下障害．老年者と耳鼻咽喉科　耳鼻咽喉科・頭頸部外科MOOK 12（設楽哲也，編），pp. 211-216，金原出版，東京，1989

8) Aviv JE, Martin JH, Jones ME, et al : Age-related changes in pharyngeal and supraglottic sensation. Ann Otol Rhinol Laryngol 103 : 749-752, 1994

9) Shaker R, Ren J, Zamir Z, et al : Effect of aging, position, and temperature on the threshold volume triggering pharyngeal swallows, 1994

10) Lamkadem M, Zoungrama OR, Amri M, et al : Stimulation of the chewing area of the cerebral cortex induces inhibitory effects upon swallowing in sheep. Brain Res 832 : 97-111, 1999

III. 知っておきたい基礎知識

C. 歯科と摂食・嚥下障害

角　保徳[1]　道脇　幸博[2]　三浦　宏子[3]
すみ　やすのり　みちわき　ゆきひろ　みうら　ひろこ

- 要介護高齢者の口腔は汚れており，口腔疾患のみならず，誤嚥性肺炎をはじめとする全身疾患の原因となる．
- 口腔ケアは，口腔細菌数を減少させ口腔細菌叢を正常化するというだけでなく，口腔ケアそのものが口腔内の知覚神経を刺激し，嚥下反射や咳反射を促進することで，摂食・嚥下訓練としての効果をもたらす．
- 高齢社会を迎え急増する要介護高齢者の口腔保健を維持する方法として標準化された普及型の口腔ケアとして"口腔ケアシステム"を開発した．"口腔ケアシステム"では，歯科医療従事者に限らず，誰にでも効果的な口腔ケアを行うことができる．
- 日々の"口腔ケアシステム"と歯科医療従事者が定期的に行う専門的口腔ケアを組み合わせることで，効果的な口腔ケアを提供することができる．

Key Words　口腔ケア，誤嚥性肺炎，口腔細菌叢，摂食・嚥下訓練

□ 高齢者の口腔の現状と問題点

口腔内は，常に37℃前後に保たれ，唾液という水分があり，定期的に食物が通過するので，細菌培地といってもよい環境である．口腔細菌は，歯や粘膜に対し強固に粘着し，細菌と細菌の隙間が細菌が作り出す多糖体で埋められ，硬組織表面に付着した状態の"バイオフィルム"を形成する．"バイオフィルム"はうがい程度では簡単には除去できないので，口腔ケアを行わないと口腔は非常に不潔な状態に陥る．

今後増加が予想されている認知症の患者では，患者自身で口腔内の清潔を維持することは困難となる．高齢者が寝たきりになる原因の第1位である脳卒中を起こすと，脳の該当支配野における麻痺が起こる．これは，口腔組織でも同様で，知覚麻痺により食渣が口の中に残っていても気がつかないうえに，舌や頬筋の運動麻痺により同じ部分が食物残渣で汚れたままになる（図1）．

要介護高齢者は，自分自身で口腔内を清潔に保つ習慣が維持できないので，とりわけ多くの細菌が繁殖しており，強い口臭を生じたり，う蝕や歯周炎を発症する．さらには，口腔局所にとどまらず全身の健康にも影響を与え，口腔内で繁殖した

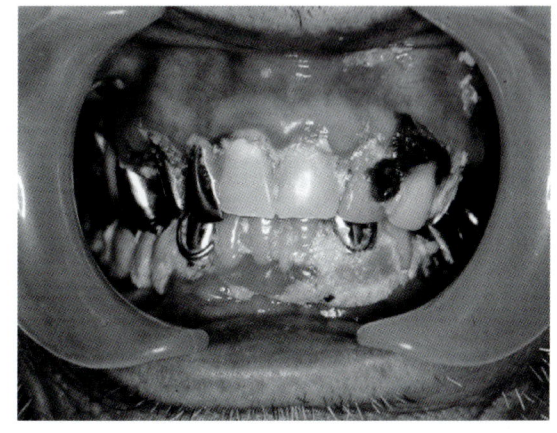

図1　多発性脳梗塞をともなう認知症患者の口腔状態
口腔衛生に無頓着となるうえに，手指も麻痺しているために自分自身で口腔管理ができない．さらに，自分で義歯が外せないので，義歯や歯面が食物残渣やプラークで覆われている．
（初出：角　保徳：高齢者への口腔ケア．Aging and Health 26：22-23，2003）

細菌が慢性的に呼吸器へ誤嚥され肺炎のトリガーとなっている．また，汚れた歯肉は炎症により腫脹しており，血管内へ細菌が侵入すれば菌血症を，さらに循環器障害があれば感染性心内膜炎に発展しかねない状態であり，不潔な口腔は要介護高齢

---

[1] 国立長寿医療センター病院　先端医療部口腔機能再建科
[2] 武蔵野赤十字病院　特殊歯科・口腔外科　　[3] 九州保健福祉大学保健科学部

者の生命にとって非常に危険な因子と考えられる．

□ 歯科領域の摂食・嚥下リハビリテーションの必要性

口腔領域の摂食・嚥下リハビリテーションの重要性として，誤嚥性肺炎，摂食・嚥下障害，栄養障害などの予防を含めて以下の問題が挙げられている．

1．誤嚥性肺炎

要介護高齢者の多くは，介護が必要になった原因として認知症，脳血管障害，パーキンソン病などの脳の疾患を有しており，それにともない摂食嚥下障害を合併していることが多い．また，多く高齢者において無症候性脳梗塞が認められ，潜在的な嚥下障害を有しており，誤嚥性肺炎を発症する危険性がある．日本人の死因の4位が肺炎であり，その30％強は，誤嚥性肺炎であると診断されている．肺炎の発症率は加齢とともに増加し，肺炎で死亡する人の多くは高齢者である．また，肺炎のために入院を余儀なくされ，長期の安静臥床を続ける間に廃用症候群が進行するうえに，さまざまな合併症を引き起こし，その結果として要介護状態となる危険もはらんでいる．さらに，高齢者の誤嚥性肺炎による入院期間は平均50日にもおよび，その診療報酬額は170万円にも達すると報告されている．このように誤嚥性肺炎は高齢者の罹病率や死亡率を上昇させるのみならず，社会経済学的に医療費や介護費用を増大させる原因の1つであるといえる．誤嚥性肺炎の予防策としてもっとも重要なことは，適正な咳反射や嚥下機能の維持により口腔細菌が呼吸器へ誤嚥されないようにすることだが，咳反射や嚥下機能の回復を促す治療は現状では困難であり，「たとえ誤嚥しても肺炎を起こさないよう，口腔内の細菌量を日頃から少なくし，細菌叢を正常化し誤嚥性肺炎の起炎菌を減少させておく」という点で口腔ケアの重要性が認知されている．

2．嚥下障害

高齢者では身体機能が老化により低下するのと同様に，潜在的に口腔機能や摂食・嚥下機能が低下している．2004年には窒息により8136名の高齢者が死亡したと報告されており，潜在的に摂食嚥下機能障害を持つ高齢者が少なからず存在しているので，適切な口腔ケア，摂食・嚥下リハビリテーションの普及が急務となっている．

3．栄養障害

高齢者では低栄養状態がしばしば認められる．その原因の1つとして，摂食・嚥下機能の低下が挙げられている．口腔ケアをはじめとする摂食・嚥下リハビリテーションにより，低栄養予防あるいは栄養改善を達成することが可能と報告されている．

4．口腔乾燥症

高齢者では口腔乾燥症を生じる．口腔乾燥は単なる口腔内の違和感のみならず，摂食・嚥下機能や会話へも影響をおよぼし，高齢者のQOLに大きく関わる問題である．

5．味覚障害

味覚障害は高齢者の食事摂取に悪影響を与える．味覚障害の原因には神経性のほか，口腔内の不潔によって障害を受ける場合がある．口腔ケアによって，味覚閾値の改善を示したと報告されている．

□ 歯科領域の摂食・嚥下リハビリテーションの具体的方法

歯科領域の摂食・嚥下リハビリテーションとして，いわゆる間接訓練や直接訓練のほかに，リハビリテーション機器として歯科補綴物を使った対応や歯科口腔外科的な手術，さらには口腔ケアをあげることができる．ここでは他職種にも対応可能な標準化した口腔ケアである口腔ケアシステムについて述べる．口腔ケアは，口腔細菌数を減少させ口腔細菌叢を正常化するというだけでなく，口腔ケアそのものが口腔内の知覚神経を刺激し，唾液分泌，嚥下反射や咳反射を促進することで，摂食・嚥下リハビリテーションとしての効果をもたらすことが報告されている．

口腔ケアはおもに，専門的口腔ケアと普及型口腔ケアに分けることができる．本稿では，おもに普及型の口腔ケアである"口腔ケアシステム"[1,2]について記載したい．

1．標準化された口腔ケア"口腔ケアシステム"

要介護者に対する口腔ケアは，歯科医師や歯科衛生士により各個人の口腔の状態に合わせた形態で提供されるべきであると考えられてきた．しかし，増加する要介護高齢者の口腔保健を支える歯科医師や歯科衛生士の確保は社会経済的に困難であり，看護・介護の現場を支えている看護師や介護者の誰もができる口腔ケアを開発することが急務であった．

そこで，比較的安いコストで，短時間で，少ない介護負担で，誰が行っても同様の効果が得られ，口腔全体がきれいになる口腔ケアの方法を開発し，歯科医師や歯科衛生士以外でも満足な口腔ケアがサービスできる方法を開発し，普及活動を行っている[1,2]。その手順は（図2）の通りで，1日1回①口腔ケアスポンジで口腔粘膜・歯肉の食物残渣を除去し（1分），②舌ブラシで舌苔を除去し（30秒），③電動歯ブラシで歯面に粘着した細菌群を破壊し（2分30秒），④遊離した細菌をうがいで口腔外に排出する（1分），ときわめて簡略化されているのが特徴である．これにより，口腔ケアの手順が規格化され，何をどの手順で行ったらよいか明確となったためか，現場の看護師や介護者に受け入れられやすくなった．

□ 口腔ケアの普及に向けて

口腔ケアシステムが開発された背景には，要介護高齢者の急激な増加に口腔ケアを行う歯科医師や歯科衛生士数が追いつかない現実がある．そこで，口腔ケアの効果をより高める目的で筆者らが考えているのは，歯科医師や歯科衛生士による専門的口腔ケアと，誰もが行いうる普及型口腔ケア（口腔ケアシステム）の組み合わせである．現場を支える看護師・介護者が毎日口腔ケアシステムで口腔ケアを行い，週1回程度の歯科医師や歯科衛生士による専門的口腔ケアを組み入れることで，口腔ケアがより効率よく進み，専門的口腔ケアと口腔ケアシステムの相互作用が期待される．国立長寿医療センター歯科では，「かかりつけ歯科医」機能を利用した予防・治療・リハビリテーションを継続的に行う「介護循環型口腔ケアシステム」を提唱している．口腔ケア（予防）→歯科訪問診療（医療）→摂食嚥下リハビリテーション（リハビリテーション）→口腔ケア（予防）へと循環する「介護循環型口腔ケアシステム」は介護領域において要介護者のQOLの向上に歯科の特殊性が生かされると期待している．

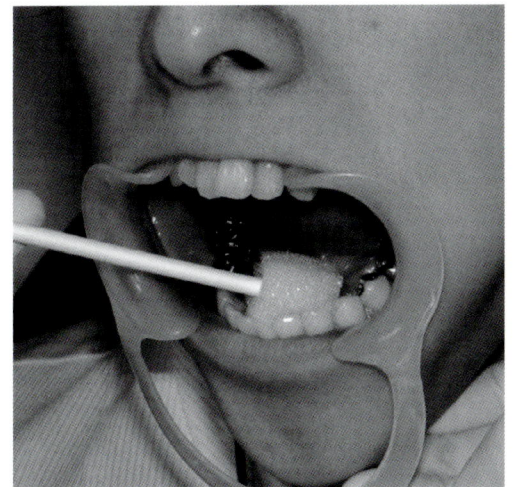

おわりに

看護師や介護者の多くがそれぞれの現場で経験的に，あるいは慣例的に行っていた口腔ケアが，この口腔ケアシステムの出現により一定の項目をクリアした形の規格化されたサービスとして提供することができる．口腔ケアシステムは，現在，書籍[3,4]やビデオ[5]を通して普及活動中である．

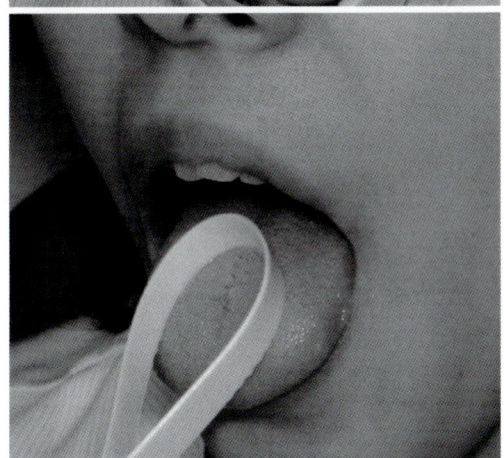

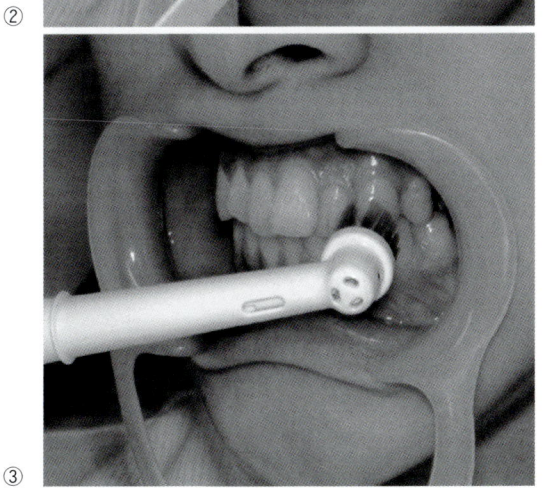

図2 "口腔ケアシステム"の臨床図
① 口腔ケアスポンジで口腔粘膜・歯肉の食物残渣を除去（1分）
② 舌ブラシで舌苔を除去（30秒）
③ 電動歯ブラシで歯面に粘着した細菌群を破壊（2分30秒）

文 献

1）角　保徳，道脇幸博，三浦宏子，中村康典：介護者の負担軽減を目指す要介護高齢者の口腔ケアシステムの有効性．日本老年歯科医学会誌 16：366-371，2002

2）Sumi Y, Nakamura Y, Michiwaki Y: Development of a systematic oral care program for frail elderly persons. Special Care Dentist 22：151-155, 2002

3）角　保徳，植松　宏："5分でできる口腔ケア：介護のための普及型口腔ケアシステム"，医歯薬出版，東京，2004

4）角　保徳：在宅介護：これなら出来る口腔ケア．今日の健康 2005年2月号, p.103-109, NHK出版，東京，2005

5）角　保徳："誰でもできる高齢者の口腔ケア" ビデオ，中央法規出版，東京，2003

III. 知っておきたい基礎知識

D．胃瘻造設とその管理

桜井　洋一[1]　西田　卓明[3]　丹羽　朝子[3]　谷口めぐみ[2]
稲葉　一樹[1]　宇山　一朗[1]　小森　義之[1]　砂川理三郎[1]
古田　晋平[1]

- PEGを含めた胃瘻造設術は施行自体が目的ではなく，患者のQOLを低下させることなく安全に効率よく経腸栄養を施行するルートを提供することである．
- PEGに直接的に関連する合併症はいずれも軽微であるが，予後に関連する合併症は経腸栄養にともなう誤嚥性肺炎であり，リスクの高い患者に対しては細心の注意が必要である．
- 胃切除後やPEG施行不可能な患者に対してはPEJ，PEDを選択する．

Key Words　経皮内視鏡的胃瘻造設術，PEG，胃瘻，経腸栄養，栄養管理，栄養アセスメント

はじめに

近年，内視鏡的胃瘻造設術（percutaneous endoscopic gastrostomy：PEG）が簡便に施行されるようになり，経腸栄養のもっとも簡便な投与ルートとして用いられている．経腸栄養の利点である感染性合併症の低減や誤嚥によるリスクを低減し，予後，QOLの改善をはかることが可能である．したがってPEGは安全で合併症の少ない経腸栄養管理を施行するために欠くことのできない方法である[1]．本稿ではPEGをはじめとする経腸栄養ルート作製の適応と管理について述べる．

□ 胃瘻造設術の適応と禁忌

PEGは①手技が簡便かつ低侵襲，②経腸栄養の簡便なアクセスルートを提供することにより入院期間の短縮がはかれるなどの理由から，近年に施行数が急速に増加している．一般的な適応，禁忌は消化器内視鏡学会のガイドラインに示されている[2]．Finucaneらにより，痴呆患者に対する経腸栄養剤投与は予後を改善しないとするメタ分析の結果により高齢患者に対するPEG施行の適応に関して疑問視する考え方もある[3]が，PEGは正しく行えばきわめて安全な手技である．われわれのPEG施行症例のKaplan-Meier法による生存分析でも1年生存率が57.4％，4年生存率は49.1％と比較的良好な予後が得られている[4]．

PEG施行に際して創傷治癒が極度に低下している患者，とくに極度な栄養不良の患者，ステロイド長期投与中の患者，出血傾向を有する患者では，PEG施行直後には施行後の合併症発生には注意を要する．また3ヵ月以上の予後が期待できる症例にのみ施行すべきとの考えもあるが基本的には症例ごとに効果とリスクを慎重に検討し適応を決定すべきである．

経口摂取が期待できず長期的に経腸栄養（EN）管理が必要である高齢患者では経鼻胃管より合併症が少ないとする直接的なエビデンスはない．しかし少なくともPEGは，①経鼻胃管に比較してチューブ逸脱，患者の苦痛が少ない，②チューブが咽頭，食道胃接合部に持続的に通過していないために逆流のリスクが少ない，などの利点がある．これらデメリットは軽微な合併症の可能性と腹部に小さなPEG瘻孔ができること以外には認められないことから，消化管が使用可能であれば積極的に施行することが望ましい．PEG施行はあくまでも経口摂取を補助するENを施行するルートと認識すべきである．栄養状態が改善し，嚥下機能が改善し，経口摂取が可能となれば，不要となったPEGは抜去すればよい．栄養状態が改善するにしたがい，嚥下機能も改善する症例も多数経験しており，造設したからといって永久に留置すべきものではなく，抜去も可能である．

---
[1] 藤田保健衛生大学　上部消化管外科　　[2] 同　公衆衛生看護科　　[3] 同　食養部

□ PEG施行手技

　PEGは臍と中腋窩線上の左肋骨弓下を結んだ直線上の肋骨弓下に近い部位1/3の部位を穿刺部位として原則的に用いる．この部位を穿刺することによりチューブの腹壁通過部位と胃壁挿入部位のずれから生じる不必要な胃の牽引や，斜めのチューブ穿通による瘻孔長の延長をきたすことはない．胃の不必要な牽引は胃瘻造設術後の食欲不振，嘔気，嘔吐の原因となる．PEGチューブの内バンパーが幽門近傍にくると胃内容の排出障害が起こることがあるので患者が臥位になったときにチューブ先端が脊柱の左側に来るようにチューブ挿入部位を設定するとよい．

　PEGにはプル式ポンスキータイプが広く用いられているが，どのチューブを用いても合併症の発生率には差がなく施行者が使い慣れたものを用いる．

　瘻孔の完成まで3～4週間かかるため，瘻孔完成までは自己抜去のリスクのある患者には十分に注意する．またこの期間にはチューブ交換は不可能であり，瘻孔破壊などの重篤な合併症をきたすことがあるので十分に注意する必要がある．当初からボタン型にしたい場合にはワンステップボタンを用いる．

□ PEG施行の関連する合併症

　PEG施行手技はすでに確立され，早期合併症は正しい手技で行えば重篤なものは認めていない[5]．チューブ管理は施行後約1ヵ月で瘻孔が完成した後は消毒も不要であり，PEG瘻孔周囲からの少量の浸出物の清拭や，硝酸銀にて不良肉芽を焼灼する程度で十分である．

　不適切な長さのチューブを用いた場合には瘻孔とチューブ長の不適合により，バンパー埋没症候群（Buried bumper syndrome：BBS）[6]（図1）や，PEGチューブ周囲のびらん，創感染をきたしやすいので十分に注意する．これら瘻孔長とチューブ長の不適合が原因とする合併症をPEG瘻孔不適合症候群（PEG fistula disproportion syndrome：PDS）と総称している．適正な長さのチューブを使用することやこまめに外バンパーの位置を確認することによりPDSは容易に回避できる．したがって長期的にPEGルートからのENを施行する際には栄養状態の著明な改善が期待できるので，PEGチューブやボタンのチューブサイズを患者にあわせて適切なものに変更することも十

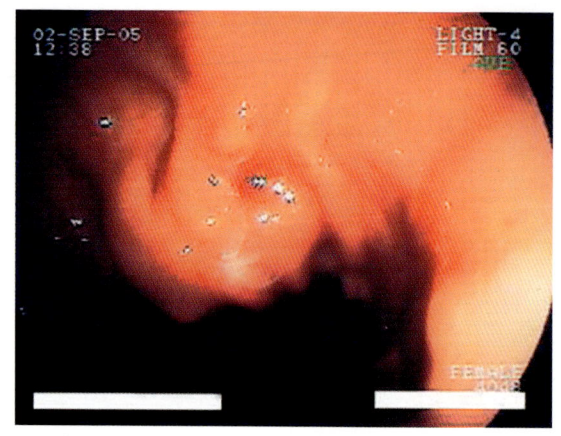

図1　バンパー埋没症候群
ボタン式のバンパーが粘膜に覆われている．

分考慮する必要がある．

　創感染もPEG施行直後に多くみられる早期合併症であるが，軽微なものがほとんどであり，抗生剤の短期間の投与で制御が可能である．原則的にPEG施行後抗生剤はルーチンに使用はしていないが創感染の制御に難渋することはない．外バンパー（スキンディスク）が緩すぎたり締めすぎないようにすることが重要である．

　また定期的な胃瘻チューブ交換の際に瘻孔破壊による腹腔内へのチューブ誤挿入による医療事故が後を絶たない．確実な交換手技を行い，栄養剤投与前に消化管造影などによる確認も必要に応じて行うべきである．

　PEG施行による晩期合併症は重篤なものはみられないが，PEGの場合には経腸栄養剤の逆流による誤嚥性肺炎がもっとも重篤な合併症であり，アウトカムに直接関連する[4,7,8]．これはPEGに直接的に関連する合併症というよりむしろ経鼻胃管によるENでももっとも問題になる胃ルートの経腸栄養の合併症であり，経鼻胃管ではさらにリスクは高まると考えられる．これに対して，①経腸栄養投与はファウラー位でゆっくりと行う，②PEGルート経由でPEJカテーテルを留置する，③経腸栄養剤の粘度を上げる，などの方法が行われている．①に関しては，教科書的であるが②，③に関してのエビデンスは得られていないので今後の研究課題である．

□ その他の経腸栄養施行ルート

　胃はENのもっとも簡便なアクセスルートとしても貯留能の点でももっとも優れている．しかし

高齢者では胃切除術の既往を有する患者があり，PEGが難しい症例ではPED，PEJのよい適応となる．局所麻酔下にて空腸瘻造設を行うことも可能であるがわれわれは積極的に経皮的 direct puncture によるPEJ（percutaneous endoscopic jejunostomy）やPED（percutaneous endoscopic duodenostomy）を用いる．高齢者では手術既往の詳細，施行された術式は不明な場合も多く，上部消化管内視鏡を施行し，腹壁圧迫や transillumination により直接穿刺可能な十二指腸，空腸を施行前に十分に確認する．PED，PEJの場合には原則的にカテラン針（22G）による空腸試験穿刺を行い，腸管内に確実に穿刺できることをまず確認する．留置後には再度内視鏡検査を実施し，内バンパーが腸管内に確実に留置されていることを必ず確認している．PEJ，PED施行後のチューブ管理はPEGと同様であるが，経腸栄養剤の投与の際には注意を要する．すなわちPEGとは異なり，空腸内容の貯留能は胃に比較して著しく低いため，経腸栄養剤投与は濃度の高いもの（2 kcal/ml）を時間をかけて注入する．また腸管に直接経腸栄養剤が注入されるため，下痢を起こしやすいので，経腸栄養開始時にはゆっくりと注入することと臨床症状の発現を確認しながらゆっくりカロリーアップを行うべきである．

□ PEG施行後の長期的な栄養管理

経腸栄養は食道癌などの高度侵襲手術後の栄養管理には欠くことのできない優れた栄養管理法であり，静脈栄養に比較して合併症の発生やコストの面からも優れている．PEG施行の適応となる患者では長期的な栄養管理を要する症例が多い．胃瘻造設よりも適切な栄養指標を用いた定期的な栄養アセスメントに基づいた継続的栄養管理がアウトカム改善にはさらに重要である[5,9]．これには医師，栄養士，看護師，薬剤師などの多職種の栄養を専門とする医療従事者で構成される病院機能評価バージョン5にて必須となった栄養サポートチームや経腸栄養，チューブ管理を専門に行う胃瘻外来[10]などの専門チームが必須である．これらのチーム医療による適切な栄養管理が必要である．

おわりに

PEGはQOLを低下させることなく安全に効率よく経腸栄養を施行するためのルートであり，PEG施行自体が目的ではない．PEG施行後の患者の予後規定因子は栄養状態改善と合併症の有無である．PEGを施行したからといって経口摂取をあきらめることではなく，栄養状態改善により経口摂取が可能となった場合にはすみやかに抜去するとよい．定期的な栄養アセスメントを行い適切な経腸栄養を施行することにより，患者の全身状態，栄養状態の改善をはかり，同時に全身や嚥下機能のリハビリテーションを行うことにより良好なアウトカムとQOLの維持が可能となると考えられる．

文献

1) 桜井洋一, 西田卓明, 浦めぐみ, 他：要介護高齢者の感染症：経腸栄養アクセスルートとしてのPEG—適応から経腸栄養管理まで．Geriat Med 42：355-360, 2004

2) 日本消化器内視鏡学会監修：消化器内視鏡ガイドライン, p.262, 医学書院, 東京, 1999

3) Finucane TE, Christmas C, Travis K：Tube feeding in patients with advanced dementia. JAMA 282：1365-1370, 1999

4) 桜井洋一, 増井利彦, 西田卓明, 他：経腸栄養法のアウトカム 判定基準の提言．臨床栄養 106：773-778, 2005

5) 浦めぐみ, 桜井洋一, 加藤志穂, 他：PEGを用いた長期経腸栄養施行令の栄養アセスメントとその意義．静脈経腸栄養 17：83-89, 2002

6) Klein S, Heare BR, Soloway RD：The "buried bumper syndrome"：A complication of percutaneous endoscopic gastrostomy. Am J Gastroenterol 85：448-451, 1990

7) Fay DE, Poplausky M, Gruber M, Lance P：Long-term enteral feeding：a retrospective comparison of delivery via percutaneous endoscopic gastrostomy and nasoenteric tubes. Am J Gastroenterol 86：1604-1609, 1991

8) 小川滋彦, 鈴木文子, 森田達志, 他：経皮内視鏡的胃瘻造設術の長期観察例における問題点—呼吸器感染症と胃排出機能における検討—Gastroenterol Endosc 34：2400-2408, 1992

9) 桜井洋一, 増井利彦, 浦めぐみ, 他：栄養管理のパラメーター 脂質代謝．臨床検査 48：995-1001, 2004

10) 桜井洋一, 谷口めぐみ, 西田卓明, 他：PEG外来とは．臨床栄養 106：334-337, 2005

III. 知っておきたい基礎知識

E. 摂食・嚥下障害に対する機能的電気刺激法

加賀谷 斉*
かがや ひとし

● 機能的電気刺激は麻痺筋に電気刺激を与えて失われた動作を再建する技術である．
● 摂食・嚥下障害に対しては喉頭挙上の再建を目的とすることが多い．
● 電気刺激に用いる電極には表面電極と埋め込み電極がある．
● 表面電極は簡便で使いやすいが喉頭の充分な挙上を得ることは困難である．
● 埋め込み電極は喉頭が充分に挙上できるがまだ実用化していない．

Key Words 機能的電気刺激，喉頭挙上，表面電極，埋め込み電極

はじめに

機能的電気刺激（functional electrical stimulation：FES）は麻痺筋に電気刺激を与えて失われた動作を再建する技術であり，これまでにも脳卒中，脊髄損傷による四肢の再建などに用いられている[1,2]．最近新たに摂食・嚥下障害に対してもFESが注目されてきており，本稿では摂食・嚥下障害に対するFESと今後の課題について述べる．

摂食・嚥下障害のFES

摂食・嚥下のメカニズムは複雑でありすべてをFESで制御するのは困難である．そこで，喉頭挙上の再建がFESのターゲットになりやすい．喉頭を挙上させる筋群としては舌骨上筋群（オトガイ舌骨筋，顎二腹筋，顎舌骨筋，茎突舌骨筋）と甲状舌骨筋があり，FESではこれらの筋の刺激と制御を行う．筋には一定電流の電気刺激でもっとも大きな筋収縮が得られる部位，すなわち運動点（モーターポイント）が存在し，単電極法では関電極を運動点に，双電極法では2つの電極を運動点を挟んで設置する[3]．運動点は解剖学的には運動神経が筋膜を貫通する部位であり，オトガイ舌骨筋は舌骨上縁から2.1cm頭側で正中から0.8cm外側，顎二腹筋前腹と顎舌骨筋は舌骨上縁から2.3cm頭側で正中から2.2cm外側である[4]．また，電気刺激による筋収縮は主として末梢神経を介して行われるのでFESを適用するには原則として脊髄前角細胞以下の末梢運動神経が正常であることが必要とされる．末梢神経が障害されていれば神経や筋を刺激しても充分な筋収縮を得ることができない．電気刺激を継続することにより麻痺筋の電気刺激中の筋力も数倍になる[5]が，FESによる動作制御を行うには電気刺激開始時からできるだけ大きな筋力，具体的には舌骨や喉頭の挙上を得るだけの筋力が望ましい．

FESに用いる電極としては表面電極と埋め込み電極がある．表面電極は生体に対する直接的な侵襲はなく簡便だが，選択的な筋刺激は困難で表在筋しか刺激できない．Freedら[6]は表面電極刺激により脳卒中に起因する嚥下障害の改善を得たと報告している．Leelamanitら[7]も喉頭挙上が不充分な高齢者などの甲状舌骨筋に表面電気刺激を行い嚥下障害の改善を得たと報告している．しかし，表面電極刺激では喉頭の充分な挙上を得ることは困難で，また深部筋である甲状舌骨筋を表面電極で選択的に刺激するのは実際には不可能と思われる．表面電極刺激による嚥下障害改善の機序については今後の検討が必要であろう．一方，埋め込み電極は筋の選択的な刺激や深部筋の刺激に適しているが，手術的な操作をともない感染の危険性がある．Burnettら[8]は健常人のオトガイ舌骨筋，顎舌骨筋，甲状舌骨筋にワイヤ電極を埋め込み喉頭挙上が得られたと報告している．図1はわれわれが延髄外側症候群（ワレンベルグ症候群）による摂食・嚥下障害患者のオトガイ舌骨筋と甲状舌骨筋に埋め込み電極（ワイヤ電極）で電気刺激を与えたときのX線像であり，舌骨と喉頭が挙上さ

---

* 藤田保健衛生大学医学部　リハビリテーション医学講座

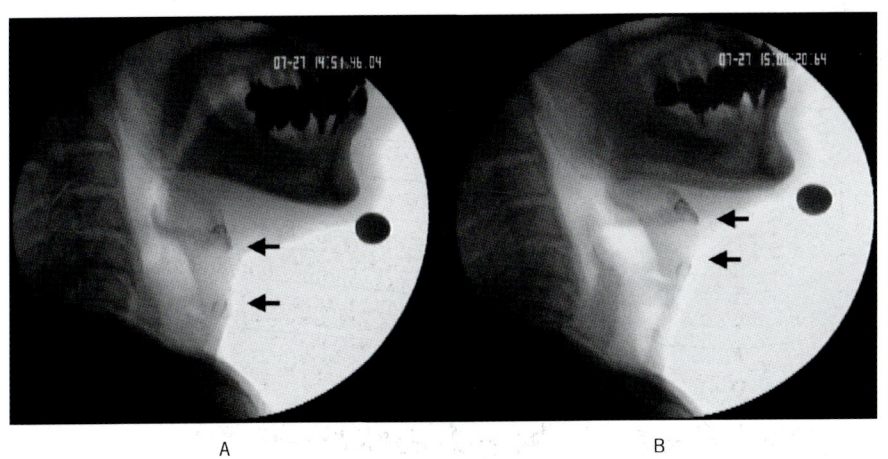

図1
A：刺激前．
B：オトガイ舌骨筋と甲状舌骨筋をワイヤ電極で刺激中，舌骨と喉頭が挙上されている．

れているのがわかる．埋め込み電極を用いた電気刺激では喉頭の充分な挙上と選択的な動作再建が可能という面では魅力的であるが，実際の動作制御についてはまだ研究段階である．

□ 今後の課題

表面電極を使用したFESについてはすでに市販された製品もあり簡便で使いやすいという利点があるが，その機序と効果については不明の点が多く今後の検討を要する．埋め込み電極を用いたFESはまだ実用化しておらず，手術的な操作をともなうので患者選択も重要である．しかし，重度の摂食・嚥下障害に対して現在行われている喉頭挙上術に比して手術侵襲は小さく，今後一部の喉頭挙上術に置き換わる治療法になる可能性がある．摂食・嚥下障害に対するFESはまだ完成された技術ではなく今後の発展が待たれる．

文 献

1）半田康延：末梢神経への機能的電気刺激による麻痺肢の機能再建．総合リハ 16：957-964，1988

2）加賀谷 斉，島田洋一，佐藤光三：四肢機能的電気刺激のための電極とシステム．総合リハ 26：175-183，1998

3）村岡慶裕，富田 豊，木村彰男，他：電気刺激装置開発．総合リハ 31：315-321，2003

4）加賀谷 斉，馬場 尊，才藤栄一，他：舌骨上筋群モーターポイントの解剖学的検索．日摂食嚥下リハ会誌 9：195-198，2005

5）Kagaya H, Shimada Y, Sato K, et al：Changes in muscle force following therapeutic electrical stimulation in patients with complete paraplegia. Paraplegia 34：24-29, 1996

6）Freed ML, Freed L, Chatburn RL, et al：Electrical stimulation for swallowing disorders caused by stroke. Respir Care 46：466-474, 2001

7）Leelamanit V, Limsakul C, Geater A：Synchronized electrical stimulation in treating pharyngeal dysphagia. Laryngoscope 112：2204-2210, 2002

8）Burnett TA, Mann EA, Cornell SA, et al：Laryngeal elevation achieved by neuromuscular stimulation at rest. J Appl Physiol 94：128-134, 2003

■ III. 知っておきたい基礎知識

F．摂食・嚥下障害に対する外科治療

桜井　一生*
さくらい　かずお

- 摂食・嚥下障害に対する外科治療の適応は原疾患の重症度や嚥下障害の程度などを考慮し決定する．
- 症例ごとに嚥下状態を的確に判断してもっとも望ましい術式を選択する必要がある．
- 生理的な経口摂取を可能ならしめる機能外科の方針で臨む．
- 術後のリハビリテーションが重要である．
- 摂食・嚥下障害の外科治療には，診断やリハビリテーションに携わるスタッフとの協力体制が重要である．

Key Words　咽頭期嚥下障害，外科治療，機能的嚥下障害手術適応，嚥下機能改善手術

はじめに

　摂食・嚥下障害の原因疾患あるいは基礎疾患は多岐にわたり，その障害程度も軽症のものから重症のものまでさまざまである．したがって，治療にあたっては原疾患の重症度や嚥下障害の程度などその病態を的確に把握することが重要である．外科治療の対象となるのは，おもに咽頭期の機能的嚥下障害である．しかし，機能的嚥下障害のすべてが手術適応となるわけではなく，まずリハビリテーションを行い，その効果を判定して手術適応を決めるのが一般的な方法である．機能的嚥下障害に対する手術法にはさまざまな方法があるが（表1），現在，明確な適応が確立しているわけではなく患者の病態によりこれらを単独もしくは組み合わせて施行しているのが現状である．また，手術のみですべてが解決するわけではなく，嚥下状態の改善には術後のリハビリテーションが重要であることは意義のないところである[1]．

　嚥下障害に対する手術のポイントとして丘村[1]は以下の3点を挙げている．①生理的な経口摂取を可能ならしめる機能外科の方針で臨む．②症例ごとに病的嚥下機構を詳細に検討してもっとも望ましい術式を選択する必要がある．③術後の嚥下訓練が重要である．また，津田[2]は嚥下機能改善手術の適応を「ある程度の期間のリハビリテーションでも有効な経口摂取での自立ができない重度な嚥下障害で，治療者の指示に従うことができ，誤嚥に対しムセがある程度保たれている症例」として

表1　機能的嚥下障害に対する手術

気道と食道を分離する手術
喉頭全摘術
気管食道吻合術
喉頭閉鎖術
喉頭挙上術
顎二腹筋移行術
舌骨前方牽引術
甲状軟骨舌骨固定術
甲状軟骨舌骨下顎骨固定術
甲状軟骨挙上術
舌骨下筋群切断術
輪状咽頭筋切断術
咽頭縫縮術および甲状軟骨側板切除術
声帯正中移動術

いる．

　本稿では，嚥下障害に対する手術の目的と適応について概説する．実際の手術手技については手術書を参照していただきたい．

□ 手術術式

1．気道と食道を分離する手術

I）喉頭全摘術

　誤嚥なく経口摂取させることが目的で，高度の誤嚥のため経口摂取が不可能な症例が適応となる．喉頭機能を失うという代償は大きいが，安全かつ確実に気道と食道を分離することができる．原疾患の回復が望めない症例では術後のQOLを向上させる有効な手段となることもある[3]．

* 藤田保健衛生大学　耳鼻咽喉科

2）気管食道吻合術

　高度な嚥下障害で経口摂取を行わせる目的で本法は実施される．喉頭は温存されるので将来嚥下機能が改善した場合は気管の端端吻合により喉頭機能を回復させることができる．

　3）喉頭閉鎖術

　気道を閉鎖し嚥下性肺炎を予防する目的で行われる．声帯縫着術，仮声帯縫着術，喉頭蓋披裂部縫合術，喉頭気管分離術などの術式がある．嚥下機能が改善した場合は縫合部を離解し，喉頭機能を回復させることが可能である．

2．喉頭挙上術

　本法は喉頭挙上障害と舌根部の運動障害による嚥下障害が適応となる．喉頭を前上方に引き上げ喉頭挙上を強化し，喉頭蓋による喉頭前庭の閉鎖を容易にして喉頭閉鎖の強化と食道入口部の開大を目的として行われる．顎二腹筋移行術，舌骨前方牽引術，甲状軟骨舌骨固定術，甲状軟骨舌骨下顎骨固定術，甲状軟骨挙上術などがある．この術式のみで嚥下障害が改善されることもあるが，通常後述する舌骨下筋群切断術，輪状咽頭筋切断術などと併用されることが多い．

3．舌骨下筋群切断術

　本法は嚥下時に喉頭挙上を容易にする目的で行われる．甲状舌骨筋以外の舌骨下筋群すなわち胸骨舌骨筋，胸骨甲状筋および肩甲舌骨筋を切断する．本法は単独で行われることはなく喉頭挙上術，輪状咽頭筋切断術と併用される．術後，喉頭の下降に支障をきたすことはない．

4．輪状咽頭筋切断術

　本法は食道入口部を常時弛緩させ，食道入口部の開大の強化を目的として行われる．喉頭下降期型障害が本法の適応となる．術式には後方切断術と側方切断術があるが，輪状咽頭筋の神経支配が片側神経支配であることから永続的な術後効果を得るためには両側側方切断が望ましい[1〜4]．

5．咽頭縫縮術および甲状軟骨側板切除術

　喉頭および中下咽頭収縮筋の運動は迷走神経に支配されている．したがって，迷走神経が麻痺すると中下咽頭収縮筋の収縮力が低下し咽頭圧が上昇せず，食塊の食道への送り込みが障害される．梨状陥凹に停滞した食塊が喉頭下降期に喉頭内に流入し誤嚥を生じる．本法は，このような一側性咽頭麻痺をともなった喉頭下降期型もしくは混合型嚥下障害症例に対し，咽頭腔を狭小化し咽頭内圧を上昇させる目的で行われる[5]．

6．声帯正中移動術

　片側の声帯麻痺（反回神経麻痺）では，声門閉鎖不全にともなう誤嚥が生じる．本法は片側声帯麻痺に対し麻痺側の声帯を正中に移行し，声門閉鎖の強化を目的に行う手術である．通常，声帯麻痺のみでは高度の誤嚥を生じることはないが，迷走神経麻痺や混合性喉頭麻痺に起因する声帯麻痺，食道癌や肺癌の術後に起こる声帯麻痺では発声障害とともに誤嚥が大きな問題となることがある．このような症例では誤嚥防止の目的で本法が適応となる．甲状軟骨形成術Ⅰ型，披裂軟骨内転術，声帯内注入術などがある．患者の全身状態や原疾患の予後，声帯の萎縮の程度などを考慮し術式を決定する[6]．

おわりに

　嚥下障害の外科治療には，その診断やリハビリテーションに携わる各科医師やコメディカルのスタッフとの密接な連携と協力体制が特に重要であることを強調しておきたい．

文　献

1）丘村　熙，著：嚥下のしくみと臨床，金原出版，東京，1993

2）吉田哲二，編：嚥下障害 Q and A，204-205，医薬ジャーナル社，大阪，2001

3）小宮山荘太郎，梅崎俊郎：嚥下障害の外科的治療 JOHNS，1719-1722，1998

4）湯本英二，編：耳鼻咽喉科診療プラクティス　嚥下障害を治す，pp. 94-99，文光堂，東京，2002

5）湯本英二，編：耳鼻咽喉科診療プラクティス　嚥下障害を治す，pp. 100-102，文光堂，東京，2002

6）湯本英二，編：耳鼻咽喉科診療プラクティス　嚥下障害を治す，pp. 103-107，文光堂，東京，2002

III. 知っておきたい基礎知識

G. 誤嚥性肺炎

藤谷　順子*
ふじたに　じゅんこ

- 誤嚥性肺炎には，嚥下障害リハビリテーション中に肺炎を起こした場合と，肺炎を起こしたことにより誤嚥が判明した症例があり，特に後者については，局所の嚥下機能にとどまらない評価と対応が必要である．
- 高齢者の誤嚥性肺炎には，①嚥下障害が明らかで，不適切な摂食のために肺炎を起こした場合，②唾液誤嚥，または胃食道逆流が原因の場合，③嚥下障害を自覚していない，あるいは年齢相応であると思っている症例が，肺炎を起こしてから嚥下障害に気づかれる場合，があり，いずれも全身状態が低下している場合に発症しやすい．
- 誤嚥性肺炎を予防するという観点で嚥下障害リハビリテーションを考えると，①摂食時の誤嚥を最少にする，②唾液の誤嚥による肺炎と，胃食道逆流による肺炎を防止する，③誤嚥した場合でも肺炎を起こさないような防御力を育む，④肺炎の早期発見と治療，の4つの視点が必要である．
- 誤嚥性肺炎を起こした場合には，肺炎治療，積極的な栄養療法，身体機能と精神機能の廃用防止，呼吸リハ，そして嚥下・摂食についての再検討が必要である．

Key Words　誤嚥性肺炎，胃食道逆流，咳反射，廃用症候群，呼吸リハ

□ 誤嚥性肺炎の原因と特徴

わが国において肺炎は死亡原因の第4位であり，特に高齢者に多く，その多くが誤嚥と関連しているものと推測されている．死に至らない場合でも，高齢者は，誤嚥性肺炎入院を契機に，表1に示すような状態になりがちであり，誤嚥性肺炎の予防および，早期適切な治療はきわめて重要である．

高齢者の誤嚥性肺炎には，表2に示すような3つのタイプがある．嚥下障害が明らかにあり，摂食時の誤嚥から誤嚥性肺炎に至るパターンとは，脳卒中後遺症などでの嚥下障害があり，その嚥下障害にふさわしくない下手な摂食をしてしまい，誤嚥し，それが肺炎の原因となる場合である．いわゆる「嚥下リハ」期間中の肺炎がこれにあたる．全身状態が不良な場合は，同じように誤嚥しても肺炎を起こしやすい．

集中的な「嚥下リハ」中であれば，その防止は当然の使命ではあるが，嚥下障害が自覚されていて対応していても，さらに機能低下が生じる場合はあり，継続的な観察が必要である．このような例としては，脳性小児麻痺症例の思春期の機能低下[1]や，退院後脳卒中症例の高齢化や他疾患入院

表1　高齢者における肺炎によるダメージ

- 心不全→死亡の可能性
- 呼吸機能が回復せず，在宅酸素療法の対象になる可能性
  ——COPDの潜在が明らかになる場合など
- 経口摂取機能が回復せず，経管栄養や胃瘻になる可能性
- 運動機能が低下し，寝たきりや要介護度の低下をきたす可能性
- 精神機能が低下し，認知症が進行する可能性
- 自宅に帰れなくなり，施設生活を余儀なくされる可能性

表2　誤嚥性肺炎の3つのパターン

1. 脳卒中などの嚥下障害＋食べて誤嚥→肺炎
   嚥下障害重度
   　　or/and 不適切な摂食
   　　or/and 全身状態不良
2. 食べさせていないのに・経管なのに→肺炎
   唾液の夜間誤嚥
   　　or/and 胃食道逆流
   　　and 全身状態不良
3. ずっと普通に食べてきたつもりの高齢者が→肺炎
   じつは軽度の嚥下障害が潜行
   　　or/and 唾液の夜間誤嚥
   　　or/and 胃食道逆流
   全身状態・呼吸・免疫機能の低下などによる破綻

*国立国際医療センター　リハビリテーション科

時の機能低下などがある.

一方,多くの高齢者や虚弱者では,経口摂食していない場合でも,肺炎になることがあり,それが誤嚥性肺炎である場合がある.すなわち,唾液の誤嚥(唾液に混ざった口腔内の細菌を誤嚥)のためであったり,逆流した胃内容物を誤嚥する場合である.後者は,臥床中の,胃食道逆流によるものもあり,経管栄養の投与方法の不適切が,注入後の逆流を誘発する場合などがある.「禁食」「胃瘻」だけでは誤嚥性肺炎の防止にはならない.

□ **誤嚥性肺炎にはどのようなタイプがあるか**

実際の「誤嚥性肺炎」には,嚥下障害が認識されている場合だけでなく,ずっと年齢相応に食べてきた(と思っている)高齢者・超高齢者において,肺炎を起こして,それが「誤嚥性」肺炎だと診断される場合がある.これは,実は潜在的に進行する高齢化に伴う嚥下障害があったが今までは何とか代償できていたところに加えて,さまざまな要因が加わって肺炎を発症したもので,唾液の夜間誤嚥や胃食道逆流も関係している可能性もあり,基本的には,抵抗力が下がったタイミングで,肺炎を発症したと考えられる(図1タイプB).未診断のCOPDや,代償してきた陳旧性結核など,呼吸機能の低い場合も多い.風邪やインフルエンザによる臥床+体力低下が,誤嚥性肺炎の引き金になる場合もある.また,消化器手術を受けた高齢者が,禁食期間を過ぎて経口摂取を再開したら肺炎を発症してリハビリテーション科に声がかかることも多い.誤嚥性肺炎発症前の局所の嚥下障害としては,それほど重度ではない場合もあり,才藤の分類での「機会誤嚥」や「水分誤嚥」にあたる症例が多いと推定している.これらの症例では,まず,肺炎の治療と,表1に示すような状態の予防対応を行なわねばならない.すでにホメオスターシスが破綻して肺炎を発症しているので,再発予防のためには,その要因である多くの全身因子へのアプローチが必要である.臨床面では,嚥下障害がはっきりと自他共に認識されている(図1のタイプA)と比べて,嚥下障害の自覚が少なく,また局所の機能としては比較的良好であるだけに,さまざまな制限や,予防的対応をしなければならないことへの抵抗感が強いことに配慮をする必要がある.VF所見が良好であるからといってすぐに経口摂取を再開しても肺炎を再燃しやすい.しかし長期の禁食は局所機能・認知機能・心身の意欲への廃用の影響が大きい.

□ **誤嚥性肺炎をキーワードとした摂食・嚥下リハビリテーション**

同時併行的アプローチ

摂食・嚥下リハビリテーションのさまざまなアプローチを,誤嚥性肺炎予防を軸として再構成すると表3のようになる.他のすべてのリハビリテーションアプローチと同様,包括的に同時併行的に進めることおよび,その時点での優先順位・重点項目を考慮しつつ計画を見直すことが重要である.

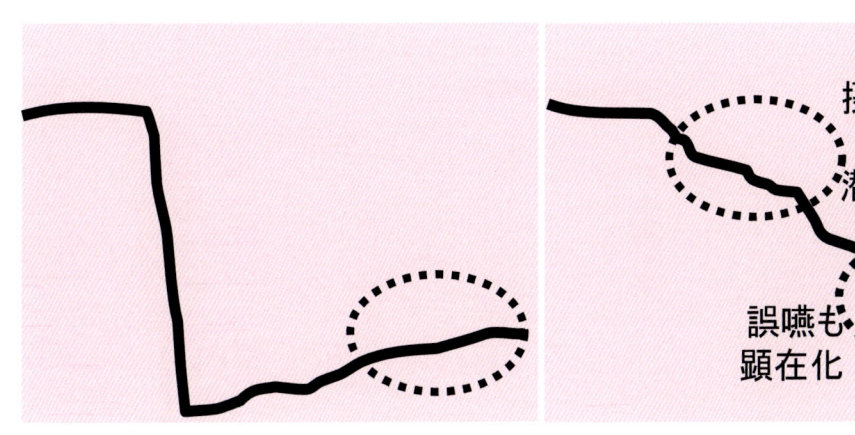

タイプA
脳卒中やその他の急性疾患で入院,明らかな嚥下障害,摂食制限からの回復途上

タイプB
誤嚥性肺炎で気づかれる
実はその以前から潜在的に摂取量不足

図1 高齢者の嚥下障害:2タイプ

Step 1：摂食にともなう誤嚥の最少化

訓練などにより，できるだけ Impairment level で摂食・嚥下能力の向上を図る．それとともに，実際の摂食場面で誤嚥が最少に留まるように，食物形態，体位，代償的テクニック，介助方法，疲労を考慮した量的コントロールをマネジメントする．

摂食にともなう誤嚥の究極の予防は禁食である．症例によっては，ある時点では禁食を選択しなければならない場合もある．

摂食をさせてよいかどうかの判断には，局所機能の評価，すなわち，「誤嚥しない摂食方法を呈示することができるか」ということと，全身状態の評価，すなわち，「もし少し誤嚥しても肺炎にいたらないような全身状態，あるいは環境であるか」の2面の評価が必要である．嚥下造影・内視鏡などでの評価は，必ずしも量的負荷や症状の波を考慮したものではないので，検査で「食べられる」となっても「誤嚥するかもしれない」ことは常に念頭に置く．

Step 2：摂食にともなわない誤嚥の被害予防

摂食にともなわない誤嚥の被害予防として，microaspiration（唾液の誤嚥）対策と，胃食道逆流対策が十分かどうか確認する．Microaspiration 自体を減少させることは困難なので，対策は細菌の誤嚥をなくす，すなわち口腔ケアによって口腔内の細菌数をへらすこととなる．口腔ケアは，高齢者の肺炎予防に基本的かつ有効な手段[3]である．

また，胃食道逆流対策を徹底する．一般的な推奨事項は，食後（栄養剤注入後）の座位，夜間の軽度上体挙上励行および，逆流が疑われる場合には栄養剤の半固形化である．

制酸剤の投与は，胃酸バリアーの破壊，すなわち，胃液酸度の低下による胃粘膜での細菌叢（gastric colonization）を形成する頻度が高いと報告[4]されている．安易な制酸剤の投与は，逆流・誤嚥時の肺炎の危険を増大させるとして，高齢者では注意が呼びかけられている．

胃瘻でも逆流は不可避ではない．体位の注意でも防げない場合には，栄養剤の投与方法が原因である場合もあり，検討を要する．胃内圧の亢進を防ぐためにゆっくりと投与することは一般病院ではしばしば行われているが，離床や ADL の阻害になりやすい．近年は，各種の半固形化手法[5,6]が注目されている．

表3　誤嚥性肺炎をキーワードとした摂食/嚥下リハビリテーション

Step 1：摂食にともなう誤嚥の最少化
Step 2：摂食にともなわない誤嚥の被害予防
Step 3：防御機能の活性化
Step 4：早期発見と治療

Step 3：防御機能の活性化

防御機能としては，咳と防衛体力（体力・免疫能など）がある．

咳が出ない（不顕性誤嚥），あるいは咳が出ても弱い症例における肺炎の危険性は高く，咳反射強化のための薬物療法[7,8]の検討および，喀出能力の改善はすべてのリスク症例において必要である．たとえば嚥下造影を施行する際にも，（上手な計画によって避けたい事態であるが，）目前で誤嚥した場合に，「咳してください」といってすぐ咳ができるかどうかはリスク管理上大きな違いとなる．

喀出能力自体の改善のために，水分補給・去痰剤の投与および，呼吸排痰訓練を行っておく．咳嗽能力は腹筋・背筋力と関連し，全身運動によっても増強される．

ここで臨床的に注意が必要なのは，その症例がどのような日常生活を送っているかである．従来の嚥下リハビリテーションは，脳卒中の回復期の症例において知識と手法が蓄積されており，言語聴覚士は，他の時間に理学療法や作業療法を受け，病棟でも離床が推奨されている患者を対象に局所の嚥下訓練に比較的特化してきた．しかし，今日一般病院で多くコンサルトされる高齢者誤嚥性肺炎症例は，栄養状態・体幹機能等に関する対策の極めて少ない状態で，単独で「嚥下リハ」の依頼が出る．従って，PT・OT 揃っているところでの ST の業務と，ST だけが（最初に）関わる場合の ST 業務は若干変化させる必要がある．他職種を動員・巻き込んで全身状態や呼吸・体幹筋力を高める努力と，ST 自体の訓練種目のシフトの両者が施設により必要である．

体力・免疫力増強のために，栄養状態の把握・栄養サポート（低栄養の改善，微量元素などの補充）を行い，また，全身体力増強のための運動（全身持久力訓練）を励行する．糖尿病症例での好

中球減少による易感染性や，他の消耗性疾患，ストレスの軽減にも注意を払う．

Step 4：早期発見と早期治療

肺炎の発症が完全に防止できなくても，肺炎を早期に発見・治療することにより，肺炎による本人への被害，および医療的コスト（入院日数）を最少に食い止めることができる．COPD在宅酸素高齢者などでは，年間3回の急性増悪入院があると報告[9]されており，たとえ3回入院するにせよ，毎回1ヵ月以上，年間の半分近くを入院に費やすより，1～2週間で退院できることができ，しかも，入院した際に全身状態も含めて再評価・再指導のブラッシュアップをすることができれば，在宅療養にも貢献する．

高齢者の肺炎は，咳・痰・発熱といった，典型的な急性病状を呈さない[10]ことから，家族・介護者指導による早期発見が重要である．

本人・家族・介護者が誤嚥のリスクに気づいていない場合も少なくない．誤嚥の嚥下機能の説明，誤嚥の可能性の説明を行い，Step 1～3の内容（治療内容）を説明する．その上で，誤嚥性肺炎を疑う兆候のみかたについても説明しておく．ただし，「障害」の語や，リスクをあまり強調すると，不要な心配を与える可能性もあり，注意が必要である．また，えてして退院後はご本人はあまり食事上の注意を守れないものであるから，家族とのトラブル回避のために，適切な他者によるチェック指導体制を作っておいたほうがよい．

外来通院が困難な在宅療養中の症例では，システム整備が重要である．介護力増強はむろんのこと，家族の観察力や介護力に限界があることを踏まえて，訪問看護，往診医を確保し，異常の早期発見が可能になるように図る．緊急時連絡先・入院先を準備し，特に虚弱高齢者では，栄養療法も含めた早期の治療的介入ができるような態勢を構築することが重要である．

□ 誤嚥性肺炎を起こした場合の対策

肺炎を起こした場合に，抗生物質の選択・投与，補液やいわゆる全身管理は当然のことであるが，誤嚥性肺炎症例においては，表1に示すようなリスクの予測に基づき，表4に示すような多方面からのアプローチ[11]を行う．いうなれば，「急性期→亜急性期呼吸リハビリ」と，「廃用症候群予防リハ」と「摂食・嚥下リハ」の3つの要素を常に考

表4 誤嚥性肺炎が起こったら

- ●誤嚥性肺炎の治療
    - 一肺炎に対する投薬・補液
    - 一排痰のためのケア・リハ
- ●肺炎による悪影響を最小に留める
    - 一廃用症候群を起こさない（身体・知性・嚥下機能）
    - 一栄養不足を起こさない
- ●肺炎再発を防ぐように，各側面を再検討
    - 一不備な点はなかったか？　見直す
    - 一食事・口腔ケア・四肢体幹・生活の活性化など

慮してゆくことである．

残念ながら，高齢者の誤嚥性肺炎をゼロにすることはおそらく不可能である．そのため，発想を転換し，誤嚥性肺炎を，まったくの「終末」と捉えてしまわず，軽いうちに治し，かつ，その入院機会を最大限に効果的に活用して，その後の生活における誤嚥性肺炎予防の足がかりとすることが重要である．

しかし，誤嚥性肺炎を反復するような症例においては，どこまで経口摂取のリスクをとるか，あるいは肺炎を起こしたときどこまでインテンシブな治療をするか，など，当事者の価値観，人生の尊厳すべてに関わる問題である．また，実際面では，少量の経口摂取は可能だが医学的に求めたい量の栄養の摂取は困難となる場合が多い．胃瘻やTPNの併用は，病院においては珍しくない選択肢だが，在宅や施設に帰ることの困難を高めることにもなり，またそれがその個人の求める姿かどうか，それぞれのケースで医師として真摯に向かい合っていかなくてはならない．

文　献

1) 北住映二：年長児・成人の脳性麻痺症例．MB Med Reha 57：100-106, 2005

2) 才藤栄一：摂食・嚥下障害の治療・対応に関する統合的研究報告書（H 11-長寿-035）．平成12年厚生科学研究補助金　長寿科学統合研究事業，2001

3) Yoneyama T, et al：Oral care and pneumonia. Lancet 354：515, 1999

4) Drics MR, et al：Nosocominal pneumonia in intubated patiens given sucrafate as compared with antacids or histamine type 2 blockers: the role of gastric colonization. N Engl J Med 317：1376-1382, 1987

5）稲田春生，他：胃食道逆流による誤嚥性肺炎に対する粘度調整食品 PEF-P1 の予防効果．JJPEN 20(10)：1031-1036，1998

6）蟹江治郎：寒天を利用した固形化経腸栄養剤の知識と実践．Nutrition Support Journal 13：11-15，2004

7）Nakagawa T, et al：Amantadine and pneumonia. Lancet 353：1157, 1999

8）Sekizawa K, et al：ACE inhibitor and pneumonia. Lancet 352：1069, 1998

9）Seemungal TAR, et al：Effect of exacerbation on quality of life in patients with chronic obstructive pulmonary disease. Am J Respir Crit Care Med 157：1418-1422, 1998

10）板橋　繁，他：老人性肺炎，佐々木秀忠編，よくわかる肺炎の全て，pp. 99-114，永井書店，大阪，2003

11）三浦永津子，酒井香代子：誤嚥性肺炎患者の体力回復と ADL 訓練．看護技術 50(6)：42-47（通巻 524-529），2004

III. 知っておきたい基礎知識

H．経管栄養

尾関　保則*
おぜき　やすのり

- よく使われる経管栄養法には経鼻経管栄養法，胃瘻，間歇的経管栄養法があるが，それぞれの利点，欠点を考慮し，患者の状態により適切な方法を選択する必要がある．
- 経鼻経管法は手技が簡単であるが，嚥下機能の妨げになり，長期栄養管理には不適である．
- 胃瘻はあくまで全身状態を改善させるための手段と捉え，摂食・嚥下リハビリテーションを積極的に行うべきである．
- 間歇的経管栄養法は管に縛られることなく生活でき，患者の自由度を高め，摂食・嚥下リハビリテーションにも有利に働く．

Key Words　経鼻経管栄養，NG，胃瘻，経皮内視鏡胃瘻造設術，PEG，間歇的経管栄養，IC，OE法

はじめに

摂食・嚥下障害患者には，①栄養障害や脱水，②誤嚥性肺炎などを起こす危険性がある．摂食・嚥下リハビリテーションを行うにあたって，肺炎を予防しつつ，栄養と水分を十分に補給して全身状態を改善させることが，第一関門である．したがって，維持するための代替栄養法はたいへん重要な位置づけとなる．

代替栄養法として経管栄養と静脈栄養があるが，経管栄養は，静脈栄養と比べて消化管を使用するため生理的であり，消化管の廃用萎縮を抑える．ここでは，摂食・嚥下リハビリテーションに有用な代表的な経管栄養法について概説する．

□ 各種経管栄養法の特徴

経管栄養法の種類としては持続的なもの・間歇的なもの，また管の挿入場所，先端の固定場所によっていくつかの方法がある．よく使用されるものとして経鼻経管栄養法，胃瘻，間歇的経管栄養法がある．それぞれに利点，欠点が存在するため，その患者の状態により適切な方法を選択する必要がある．

1．経鼻経管栄養法（naso-gastric tube feeding：NG）

鼻腔より管を胃まで挿入して留置する方法である．もっとも一般的な経管栄養法として知られていて，管の挿入が非侵襲的に短時間で行える利点がある．急性期に早急に経管栄養を開始したい場合，経管栄養管理が短期間ですむ（摂食・嚥下障害が改善する）と予想される場合に選択される．しかし，常に自己抜去の危険性があり，安定した管理が行いにくい．また，咽頭，喉頭周囲の衛生保持の問題や，嚥下運動を阻害しやすいといった問題もある．したがって，刺激の少ないなるべく細い管を使用し悪影響を最小限に抑えなければならない．また，喉頭内視鏡（VE）にて管の咽頭通過側を確認するほうがよい．管が咽頭を対角に通過（右鼻腔から挿入し左食道入口部を通過）する場合，食塊通過や喉頭蓋反転の妨げとなるからである．

管の留置は摂食・嚥下リハビリテーションには不利である．直接訓練は非常に行いにくい．可及的に早く他の代替栄養法に切り替えたい．

2．胃瘻

1980年に経皮内視鏡胃瘻造設術（percutaneous endoscopic gastrostomy：PEG）が報告されて以来，急速に普及した．PEGは全身麻酔を必要とせず，局所麻酔にて短時間に比較的安全に造設でき適応が拡大したからである．他項でもふれられるのでここでは，摂食・嚥下リハビリテーションにおけるPEGの位置づけについて示す．

摂食・嚥下障害患者への適応としては「正常な消化管機能を有し4週間以上の生命予後が見込ま

---

* 刈谷豊田総合病院　リハビリテーション科

れる成人および小児」[1]とされている．しかし，4週以上の生命予後が見込まれない例はむしろまれで，「4週間以上の嚥下不能の持続が見込まれる……」と読み直したほうが実際的である．事実，欧米では嚥下障害発生より1週間以内でも作製される場合がある．本邦では，PEGを行う時期の妥当性について定説はないようだが，嚥下リハビリを行う立場からは，早期の胃瘻管理で確実な全身状態の改善を得たほうが，廃用が少なく良い帰結になりやすい．

大切なことは，PEGによる長期栄養管理が必要となった患者にこそ，摂食・嚥下リハビリテーションを行うということである．あくまでもPEGは全身状態を改善させるための手段であり，摂食・嚥下リハビリテーションの促進因子と捉えることが大切である．事実，PEG造設後に摂食・嚥下が可能になる例はまれでない．これは，PEGの適応を誤ったのでない．適切な水・栄養管理が改善を促したのである．

他方，リハビリテーション上PEGが不都合になる場合は注入時間が長くなったときである．1回の食事に2時間近くかかる場合，1日3回で6時間となり起床中の多くの時間を食事に費やすことになる．訓練を行う時間が著しく制限されるし，褥創の危惧もある．また，PEGは食道をバイパスするので，食道機能の低下（廃用）と胃食道逆流の悪化の危険性はNGと同程度であろう．これを防止するため，直接訓練は励行される．

PEG造設後，経口摂取が可能となった場合PEGを抜去するかに関しては，われわれはやや慎重な態度をとっている．リハビリテーション対象例は脳卒中が多いので，再発のリスクを念頭においているからである．また，他の疾患に罹患したときにPEGが有効に利用できるかもしれない．状態の良好な胃瘻はできるだけ保存しておくように勧めている（表1参照）．

3. 間歇的経管栄養法 (Intermittent Catheterization : IC, Intermittent tube feeding : ITF)

ICは日本で発展した経管栄養法であり，小児科領域で利用されていた口腔ネラトン法の手技を木佐ら[2,3]が成人に応用し，藤島ら[4]がOE法 (Intermittent oro-esophageal tube feeding) として紹介したことにより普及した手技である．食事のたびに口腔から管を挿入して経管栄養を行う方法である．間歇的なので先端を食道におくことが可能となり，より生理的な反応が期待できる手法である．

ICの特徴と方法を表2，表3に記す．ICは栄養注入時のみ管を挿入するため，NGのように管に縛られることなく生活でき，管の留置による不快感がない．またPEGのような外科的侵襲もない優れた代替栄養法である．

間歇的な管の挿入が可能であれば，どのような摂食・嚥下障害にも検討できる[5]ので，さらに広まることを期待したい．

導入時には，必ず透視で，頸椎の変形や，食道憩室，蠕動機能を確認する．頸椎の変形が強い例や憩室のある例は食道損傷をきたすので，絶対禁忌である．食道蠕動が不良な例は，先端を胃に挿入して行う．先端を食道に置くときは先端位置と口角からの距離を計測しておく．われわれはおよそ気管分岐部の位置に置いている．

ICは間歇的であるので，誰が管の挿入するのかを確定するのが重要である．認知機能に問題がなく，上肢に麻痺のない例には，自己で行うことが通常である．それ以外の場合は介助者が行うことを原則とする．症例がある程度協力的かどうかも重要である．不用意な体動で管を抜いてしまう可能性がある場合行いにくいし，重度の意識障害で気道への迷入が判断しにくいときは施行が困難である．これらがこの手法のおもな制限因子である．

実施の注意点を示す．口腔より管を挿入，嚥下するのが基本であるので，口腔衛生には経口摂取と同等に注意をはらう．管は適当な弾性（コシ）のあるものが挿入あるいは嚥下しやすい．太さの選択はなるべく細いものが良いが，軟らかすぎるとコシがなく挿入しにくくなる場合がある．ワレンベルグ症候群など，咽頭機能に左右差が存在する場合，頸部回旋にて健側を狙うと管を挿入しや

表1 摂食・嚥下リハビリテーションからみたPEG

- 確実な水・栄養管理ができる．
- 嚥下直接訓練が行いやすい．
- 呼吸や全身の訓練が行える．
- 注入時間が長いとリハビリの阻害因子になる．
- 胃食道逆流を防止するための工夫が必要である．
- 摂食・嚥下障害が改善しても保存したい．

すくなることが多い。咽頭絞扼反射が強いときには経鼻から行うこともある。しかし，認知障害がなければ，訓練すると，管を嚥下できるようになる例がほとんどである。

使用後の管は洗浄と食具用消毒薬（ミルトン®など）と十分な乾燥で管理し，通常は2～4週間で交換する。

ICで先端を食道におくと，胃瘻より生理的な反応が期待できる。食道蠕動を誘発できるので，胃食道反射が起こる。直接胃に注入するよりも下痢が少なくなる。よって，早い注入が可能で500 m*l*で30分以内となる。また，機序は不明確であるが，この手法は胃瘻よりも嚥下機能を改善させるようである。木佐らの報告[6]ではICは訓練を兼ねた経管栄養法として，適用率が63％と有用で，ICを実施できない患者に比べ経口摂取に至る可能性が高かったと報告している。

まとめ

摂食・嚥下障害患者では，栄養と水分を十分に補給して全身状態を改善させ，維持するための代替栄養方法はたいへん重要である。NGは手技が簡単であり，経管栄養を考えた時まず施行される手技であるが，嚥下機能の妨げになるほか，長期栄養管理には不適である。そのため長期的に確実な栄養摂取手段としてPEGやICに変更していくことが望ましい。適切な管理を行うと，摂食・嚥下障害自体が改善することが多い。

PEGとICの選択は患者の状態にもよるが，ICを選択することは患者の自由度を高め，摂食・嚥下リハビリテーションにも有利に働く。摂食・嚥

表2 ICの利点・欠点

利点
- 注入時以外はチューブによる不快感がない。
- 嚥下訓練が行いやすい。
- 口腔衛生が保ちやすい。
- 注入時間が短い。
- 満腹感を得やすい。
- カテーテル嚥下に訓練効果の可能性がある。
- 食道の廃用を防止する（胃食道逆流の防止）。

欠点
- 咽頭絞扼反射が強い例に施行しにくい。
- 食道機能不良例には施行しにくい。
- 注入時に胸腔内圧があがると（咳など）で逆流・嘔吐の可能性がある。
- 意志の疎通がとれない例（意識障害）に施行しにくい。
- 体幹などに不随意運動があると施行しにくい。
- 介助要の場合，やや労力が増す。

表3 ICの手順

あらかじめ，導入時に透視で適切な位置と口角からの距離を計測する。造影剤を100 ml/min程度で注入し逆流がないことを確認する。
1. 手を洗浄後，カテーテルの先端を氷水でぬらし滑りやすくする。
   （咽頭絞扼反射の強い場合は少量のキシロカインゼリーを使ってもよい）
2. 口の中央から喉に向かってカテーテルをゆっくり進め，カテーテルの先端が咽頭に達したら嚥下を促しながらカテーテルを進める。
3. 挿入中，発声をさせて，気道への迷入のないことを確認しながら挿入する。
4. 計測した距離に達したら，口角にテープで確実にカテーテルを固定する。
5. カテーテルを通して注射器で空気を送り，上腹部で空気音が聞こえるかを確認する。
7. 水を1～2 m*l* 注入して「むせ」が起こらないか確認する。
8. むせがなければ水を20～50 m*l* ゆっくり注入し，異常のないことを確認する。
9. 適温の栄養剤を注入する。速度は確認した速度より十分に遅い25～50 ml/min程度。
10. 注入が終わったらカテーテルを口から引き抜き，すみやかにカテーテルを洗浄・消毒する。

下障害の改善を見込む例には積極的に導入したい．

文　献

1）渡辺明治（編）福井富穂（編）：今日の病態栄養療法，南江堂，東京，2003

2）木佐俊郎：摂食・嚥下障害に対する口腔ネラトン法の応用．総合リハビリテーション 19(4)：423-430，1991

3）木佐俊郎：脳卒中に伴う嚥下障害に対する口腔ネラトン法を応用した治療と管理．総合リハビリテーション 20(3)：235-239，1992

4）藤島一郎：脳卒中の摂食・嚥下障害　第2版，医歯薬出版，東京，1998

5）松田清嗣：間歇的口腔食道経管栄養法．JOURNAL OF CLINICAL REHABILITATION 14(5)：438-442，2005

6）木佐俊郎：摂食・嚥下障害とPEG．臨床栄養 106(3)：327-333，2005

7）藤森まり子：経管栄養（経口・経鼻）．MEDICAL REHABILITATION 57(増刊)：141-145，2005

8）宮竹英志：食道瘻・胃瘻・腸瘻．MEDICAL REHABILITATION 57(増刊)：146-152，2005

9）大熊るり：摂食・嚥下障害患者に対する代替栄養法．*medicina* 38(4)：692-698，2001

III. 知っておきたい基礎知識

I. 摂食・嚥下障害と薬物療法

高橋　博達*
たかはし　ひろたつ

- 摂食・嚥下障害は高齢者のQOLを規定する重要な要素であり，そのリハビリアプローチや薬物治療に関する知見が得られつつある．
- 成人病治療目的の服薬をする機会が増えているが，薬物の中には摂食・嚥下機能を低下させるものがあるため注意が必要である．
- 摂食・嚥下機能の改善や誤嚥性肺炎の予防に関して効果のある薬剤があり，摂食・嚥下リハビリアプローチと組み合わせて使用する．
- 摂食・嚥下障害例の薬剤内服に関しては，個々の症状や重症度に応じた対応が必要となる．

Key Words 摂食・嚥下障害，薬剤性，薬物治療，誤嚥性肺炎，サブスタンスP

□ 摂食・嚥下障害の病態と薬剤

摂食・嚥下障害は，食物や水分を経口摂取できなくなる状態であり，さまざまな原因によって生じる病態を総称して表現している．正常の摂食・嚥下機能は一般的に，認知期・準備期・口腔期・咽頭期・食道期に分けられ，これらのどのステージが障害されても摂食・嚥下障害が生じることとなる．この観点から摂食・嚥下障害を大別すると，意識低下や注意障害・認知症によって食べ物を口に取り込んでも食べられない状態（認知期の障害），咀嚼・食塊形成ができない状態（準備期の障害），口腔から咽頭に送り込めない状態（口腔期の障害），飲み込んだあとに誤嚥や残留をしてしまう状態（咽頭期の障害），食道に入っても胃に送られない状態（食道期のZA障害）などに分類される．これらの病態と薬剤の関連や摂食・嚥下障害例に

表1　嚥下機能に悪影響を与える薬剤とその作用

薬剤の種類	摂食・嚥下機能に対する作用
トランキライザー（メジャー・マイナー共に）（抗精神病薬・抗うつ薬・抗不安薬）	● 錐体外路異常・パーキンソン症状が出現 ● 精神活動や意識・注意レベルの低下 ● 口腔内乾燥 ● ドパミン抑制薬として働きサブスタンスP放出を抑制し，咳・嚥下反射が低下する
制吐薬・消化性潰瘍薬	錐体外路系の副作用
抗コリン薬[注1]	唾液分泌低下し口腔内乾燥，食道内圧低下
ステロイド[注2]	ステロイドミオパチーで筋力低下
筋弛緩薬[注3]	筋の過度の弛緩，精神活動の低下
抗がん剤	口腔内乾燥・味覚障害・食欲低下・易感染性
抗てんかん薬・抗ヒスタミン薬	精神活動の低下・口腔内乾燥
利尿薬・交感神経抑制薬・抗不整脈薬	口腔内乾燥

注1）唾液分泌過剰による流涎に対しては治療薬となる
注2）筋炎による摂食・嚥下障害に対しては治療薬となる
注3）頸部筋の過緊張に対しては治療薬となる

* 聖隷三方原病院　リハビリテーション科

表2 摂食・嚥下障害の病態を改善させる薬剤

① パーキンソン病に対して	→	DOPA製剤（ネオドパストン・メネシットなど）
② 重症筋無力症に対して	→	抗コリンエステラーゼ薬（アンチレクスなど）
③ 頸部筋の痙縮が強い例に	→	筋弛緩薬（ミオナール・ムスカルムなど）
④ 逆流性食道炎をともなう例に	→	プロトンポンプ阻害薬（オメプラール・パリエットなど）

表3 咳-嚥下反射を誘発しやすくする薬剤とその作用

① カプサイシン	サブスタンスPをストックから放出
② ACE阻害薬	サブスタンスPの分解抑制
③ L-DOPA	サブスタンスPの放出
④ アマンタジン	神経終末からドパミンを放出させ，ドパミンがサブスタンスPを放出

表4 摂食・嚥下障害例に対する薬剤選択

- できるだけ小さな薬剤，できれば散剤に変更
- 大きなものはいくつかに割るか粉砕する
- 投与回数の少ない薬剤に
- ドライシロップ・速崩錠・口腔内崩壊錠に
- 外用剤への変更（貼付剤・座剤・吸入剤など）

表5 摂食・嚥下障害例に対する薬剤投与法の工夫

- ゼリーやプリン，粥などと一緒に内服
- オブラートに包んで内服（水に浸す方法もある；文献3・5）
- 水の代わりにトロミ付きの液体で内服（市販あり）
- リクライニング位（30度），頸部軽度前屈で内服
- 薬剤のみ経管投与とする
- 残留による粘膜損傷を防ぐため，水やトロミ水は充分量（100 ml以上）を飲む
- 胃食道逆流予防のため内服後2時間は臥床しない

おける内服方法について解説する．

□ 摂食・嚥下機能に悪影響を与える薬剤とは？

摂食・嚥下障害の多くは，脳血管障害や神経筋疾患などの基礎疾患・原因疾患を背景として生じてくる．ただし，薬剤の作用が摂食・嚥下機能に影響を与えることがあるため，服薬期間中に生じた摂食・嚥下障害は注意が必要である．表1に摂食・嚥下機能に悪影響を与える薬剤と作用を列記したが，その代表的な病態として，

① 筋力・錐体外路系の障害，
② 自律神経系の障害，
③ 意識・注意レベルの低下，
④ 口腔乾燥・味覚低下など口腔機能の低下

などが挙げられる[1,4]．薬剤性の摂食・嚥下障害が疑われた際には，診断的意味もこめて，疑わしい薬剤の変更を検討し可能ならば減量・休薬としていく．

□ 摂食・嚥下機能に好影響を与える薬剤とは？

摂食・嚥下機能にプラスの影響を与える薬剤は大きく2種類に分けられ，一つは摂食・嚥下障害の病態そのものを改善させる薬剤（表2）であり，他方は嚥下反射や誤嚥物を喀出する際に重要な咳反射を誘発しやすくする薬剤（表3）である[1,4]．前者は摂食・嚥下障害の原因となるパーキンソン病や神経筋疾患・逆流性食道炎などに有効とされる薬剤であり，後者には咽頭・喉頭の迷走神経知覚枝終末から放出されるサブスタンスP濃度を上昇させて咳-嚥下反射の閾値を下げる薬物である[6]．後者の投薬例を挙げると，脳梗塞後遺症で摂食・嚥下障害を呈するケースにおいて脳代謝賦活剤としてアマンタジン（シンメトレル®），降圧薬としてカプトプリル（カプトリル®）を投与すると，それらの副次的効果として咳反射が起きやすくなり，誤嚥性肺炎の予防効果が期待できることとなる．

□ 摂食・嚥下障害例における薬剤投与

内服薬の多くは錠剤やカプセルであり，水とともに嚥下するのが一般的であるが，摂食・嚥下障害例では固形物と液状物の同時嚥下はもっとも危険な状況と考えられる．そこで摂食・嚥下障害例の内服薬に関しては，個々の症状や重症度に応じて表4・5に示す対応が必要となってくる[2,3]．

文　献

1）藤島一郎：薬剤と嚥下障害．経管投与ハンドブック．初版，じほう，東京 56-57，2001
2）藤島一郎：嚥下障害と薬剤の内服．経管投与ハンドブック．初版，じほう，東京 49-55，2001
3）高橋喜統，他：嚥下障害を伴う患者の問題点と服薬支援．月刊薬事 46(4)：605-612，2004
4）藤島一郎，他：嚥下障害者と内服薬．月刊薬事 46(4)：667-672，2004
5）森田俊博：嚥下補助食品の開発．月刊薬事 46(4)：673-682，2004
6）関沢清久：高齢者肺炎の治療．呼吸 23(11)：918-921，2004

III. 知っておきたい基礎知識

J. 摂食・嚥下障害患者の服薬指導

千坂 洋巳*

- 嚥下障害患者では，食事だけでなく，服薬についても十分な配慮が必要である．
- 薬剤嚥下に関連する要因として，薬剤（剤形，サイズ，表面特性など），服薬方法，患者の嚥下機能があげられる．
- 薬剤が食道で停留する場合があり，食道潰瘍の原因となる恐れがある．

Key Words　服薬，薬剤嚥下，錠剤，カプセル

はじめに

嚥下障害患者では，食事だけでなく，服薬についても十分な配慮が必要である．通常服薬は，異なる物性のもの（薬剤と水）を，一旦口腔内に保持し，"命令嚥下"で飲み込むため，軽度の嚥下障害であっても，むせたり，咽頭や食道に残留したりすることがある．また，錠剤やカプセルの誤嚥により，窒息や無気肺を起こす可能性もある．筆者らは silent aspiration 患者で，造影剤含有カプセルの気管分岐部までの誤嚥を確認した経験がある．

□ 注意すべき要因

薬剤嚥下に関連する要因として，薬剤，服薬方法，嚥下機能があげられる．

1. 薬剤

薬剤の要因としては，剤形，サイズ，表面特性などがある．形状にもよるが一般には錠剤のほうがカプセルより粘膜に付着しにくい．近年は口腔内崩壊錠も発売され，従来の錠剤よりも粘膜に付着しにくく嚥下障害患者には適当と考えられるが，崩壊した細粒が口腔，咽頭内に残留してしまう場合には注意が必要である．顆粒剤も同じく口腔，咽頭内の残留の可能性がある．サイズについては，健常者における飲み込みやすい錠剤の大きさ（直径8〜9 mm）[1]に関する報告はあるものの，嚥下障害患者についての報告は見当たらない．表面特性としては滑りがよく食道の通りの良いフィルムコーティングなどがある．

2. 服薬方法

服薬方法には，水で服薬，ゼリーで服薬，食事と一緒に服薬する方法があり，水やゼリーの量，体位も重要である．Hey[2]はカプセルや錠剤を服用する際には少なくとも100 mlの水で飲み込み，服薬したあと少なくとも90秒は起立位を保つことを薦めている．服薬の際に飲む水の量が多いほど，薬剤が口腔，咽頭，食道に残留する危険性は減少するが，嚥下障害患者では，誤嚥したりむせたりする危険性が増加するため Hey のアドバイスに従うことはできない．患者が立位を保持できない時は，座位を保たせる[3〜5]．一般に嚥下障害が軽度であれば錠剤は粉砕しゼリーで服薬させるとよい．ただし粉砕すると薬効に影響がでる錠剤や開封不可のカプセルもあり，藤島らは，錠剤を縦にゼリーに刺してスプーンでそのまま奥舌に入れて丸のみにする方法[6]（図1）を報告しており，丸のみができる患者には安全で有効な方法である．服薬の後に数口，ゼリーなどを追加して飲み込むと，咽頭や食道に残留した薬剤を胃まで流し込むことができるが，粘膜に付着したカプセルは少量の水やゼリーでは流し込めないことも筆者らは確認している．そのため臥床していることが多い嚥下障害患者には注意が必要である．

3. 嚥下機能

嚥下機能の要因としては，唾液分泌，口唇閉鎖，咽頭への送り込み，嚥下反射，食道蠕動などが挙げられるが本章では割愛する．

---

* 芳野病院　リハビリテーション科

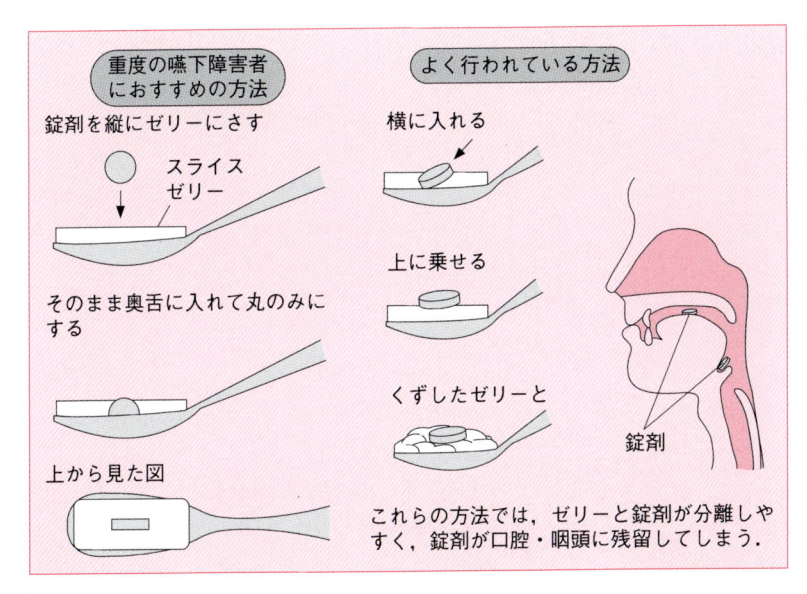

図1 錠剤の飲み方（ゼリーと一緒に）
（聖隷三方原病院嚥下チーム：嚥下障害ポケットマニュアル 第2版, p. 71, 医歯薬出版, 東京, 2003[6]）より引用）

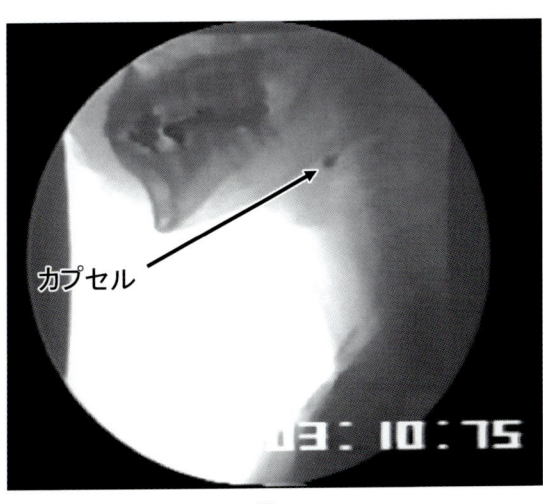

図2

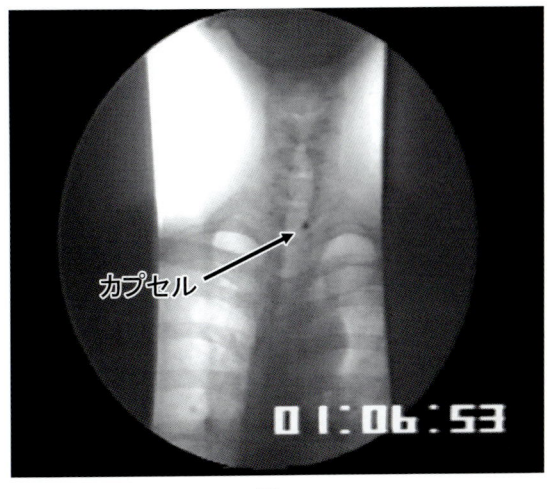

図3

薬剤嚥下の対照研究

　筆者らは，嚥下障害患者の薬剤嚥下のコントロールデータとして，嚥下障害のない健常者が4号カプセル（直径4 mm，長さ13.5 mm）を水15 mlで嚥下した際の，カプセルの咽頭および食道通過について研究を行ってきた[7〜10]。結果は，噴門までの到達時間は青壮年（年齢32.2±4.7歳，身長171.3±5.1 cm）6.0±2.4秒，中高齢（年齢68.9±6.5歳，身長153.9±5.6 cm）4.8±3.3秒で，嚥下障害のない青壮年も中高齢者も，約3割で食道停留を認めた。さらに，カプセルが食道で停留した際，多くの者はそれに気づかない[2,4,11]。嚥下障害のない者であれば，停留したカプセルはその後の飲食によって胃に到達するであろうが，嚥下障害患者では頻回に液体を飲むことができない場合があり，停留したカプセルに気づかない場合は長時間食道に停留することがある（図2, 3）。

　粘膜に付着したカプセルは，溶け出した内容物が粘膜を損傷すれば食道潰瘍を引き起こす危険性がある[12〜14]。そのため嚥下障害患者が前胸部痛や嚥下時の痛みを訴えた際には，薬剤による食道潰瘍も考慮する必要がある。

　Wrightはナーシングホーム入所者の15％で錠剤やカプセルの嚥下困難を認めたと報告しており[15]服薬方法の検討を要する者は相当数いると推察される。患者の摂食・嚥下能力を評価し，適切な薬剤

嚥下方法を指導することが重要である．

文献

1) 杉原正泰：病院薬学 12：322，1986

2) Hey H, Jorgensen F, Sorensen K, et al：Oesophageal transit of six commonly used tablets and capsules. BMJ 285：1717-1719, 1982

3) Evans KT, Roberts GM：Where do all the tablets go? Lancet 4：1237-1239, 1976

4) Robert SF, Leon SM, Gregory A, et al：Effect of bolus composition on esophageal transit：concise communication. J Nucl Med 23：878-882, 1982

5) Kevin SC, James PV：The effect of formulation on esophageal transit. J Pharm Pharmacol 37：126-129, 1985

6) 聖隷三方原病院嚥下チーム：嚥下障害ポケットマニュアル 第2版, p.71, 医歯薬出版, 東京, 2003

7) 千坂洋巳, 佐伯 覚, 蜂須賀研二：健常若年成人のカプセル嚥下動態. 日本摂食・嚥下リハビリテーション学会雑誌 7(2)：232, 2003

8) 千坂洋巳, 佐伯 覚, 蜂須賀研二：健常中高齢者のカプセル嚥下動態. 日本摂食・嚥下リハビリテーション学会雑誌 8(2)：252, 2004

9) Chisaka H, Saeki S, Hachisuka K：Dynamics of capsule-swallowing in healthy elderly adults, 13th Annual Dysphagia Research Society Meeting, p. 187, 2004

10) Chisaka H, Matsushima Y, Wada F, Saeki S, Hachisuka K：Dynamics of capsule swallowing by healthy young men and capsule transit time from the mouth to the stomach. Dyshagia：275-279, 2006

11) Channer KS, Virjee J：Effect of posture and drink volume on the swallowing of capsules. BMJ 285：1702, 1982

12) Yap I, Guan R, Kang JY, et al：Pill-induced esophageal ulcer. Singapore Med J 34：257-258, 1993

13) Sugawa C, Takekuma Y, Lucas CE, et al：Bleeding esophageal ulcers caused by NSAIDs. Surg Endosc 11：143-146, 1997

14) Higuchi D, Sugawa C, Shab SH, et al：Etiology, treatment, and outcome of esophageal ulcers：a 10-year experience in an urban emergency hospital. J Gastroint Surg 7：836-842, 2003

15) Wright D：Medication administration in nursing homes. Nursing Standard 42：33-38, 2002

III. 知っておきたい基礎知識

K. 脳卒中 摂食・嚥下障害の治療帰結

小口 和代*

- 脳卒中摂食・嚥下障害の頻度は, 急性期に約30%～60%と高率だが, 慢性期まで持続する例は約10%である.
- 帰結評価法として藤島の摂食・嚥下能力のグレード, 摂食状況のレベル, 臨床的重症度分類 (Dysphagia Severity Scale : DSS) がある.
- 一般臨床で遭遇するのは多くが偽性球麻痺である. 意識障害, 痴呆がなく, 再発が予防できれば, 訓練成績は良好である.
- 退院時摂食状態と長期的な生存状況には関連があり, 退院後嚥下障害のフォローアップ体制が不可欠である.

Key Words 脳卒中, 急性期, 帰結指標, 重症度評価法

はじめに

脳卒中は, 摂食・嚥下障害の原疾患として最大の割合を占める. 急性期一般病院である当院入院患者における摂食・嚥下訓練対象者の原疾患構成では, 脳卒中が約7割を占めている. ここでは摂食・嚥下リハビリテーションが介入する脳卒中嚥下障害の帰結指標と治療帰結について述べる.

□ 脳卒中摂食・嚥下障害の特徴

脳卒中の経過は発症～回復という一相性であり, 摂食・嚥下障害においてはいくつかの回復過程のパターンが存在する (図1). 脳卒中の摂食・嚥下障害の頻度は, 急性期に約30%～60%と高率だが, その多くは数日から1ヵ月程度で改善し, 慢性期まで持続する例は約10%といわれている[1,2]. 病態別では一般病院で遭遇する多くが偽性球麻痺であり, 球麻痺は数%である. 摂食・嚥下障害は, 二次的に誤嚥性肺炎や脱水, 低栄養を引き起こし, 回復過程を阻害するのみならず, 脳梗塞再発や死亡の原因となる. これらは急性期だけでなく慢性期においても大きな問題であり, 再発, 摂食・嚥

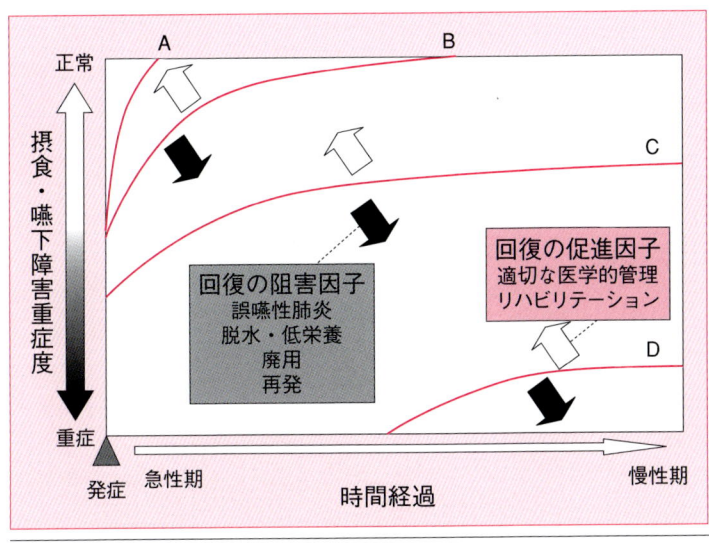

図1 脳卒中の摂食・嚥下障害の回復過程例
A: 発症と同時に一過性に摂食・嚥下障害が生じ, 急速に正常化する例
B: 発症から数週間で正常化する例
C: 程度は回復するものの摂食・嚥下障害が持続する例
D: 発症後最重症が持続したあと回復が見られるが, 長期的に摂食・嚥下障害が持続する例

* 刈谷豊田総合病院　リハビリテーション科

表1 摂食・嚥下能力のグレード

I. 重症 経口不可	Gr. 1	嚥下困難または不能，嚥下訓練適応なし
	Gr. 2	基礎的嚥下訓練のみの適応あり
	Gr. 3	条件が整えば誤嚥は減り，摂食訓練が可能
II. 中等度 経口と補助栄養	Gr. 4	楽しみとしての摂食は可能
	Gr. 5	一部（1～2食）経口摂取
	Gr. 6	3食経口摂取＋補助栄養
III. 軽症 経口のみ	Gr. 7	嚥下食で3食とも経口摂取
	Gr. 8	特別嚥下しにくい食品を除き，3食経口摂取
	Gr. 9	常食の経口摂取可能，臨床的観察と指導要する
IV. 正常	Gr. 10	正常の摂食・嚥下能力

（藤島一郎：脳卒中の摂食・嚥下障害，医歯薬出版，1998）

表2 摂食・嚥下障害患者における摂食状況のレベル

経口摂取なし	Lv. 1	嚥下訓練を行っていない
	Lv. 2	食物を用いない嚥下訓練を行っている
	Lv. 3	ごく少量の食物を用いた嚥下訓練を行っている
経口摂取と代替栄養	Lv. 4	1食分未満の（楽しみレベルの）嚥下食を経口摂取しているが，代替栄養が主体
	Lv. 5	1～2食の嚥下食を経口摂取しているが，代替栄養も行っている
	Lv. 6	3食の嚥下食経口摂取が主体で，不足分の代替栄養を行っている
経口摂取のみ	Lv. 7	3食の嚥下食を経口摂取している．代替栄養は行っていない
	Lv. 8	特別食べにくいものを除いて，3食を経口摂取している
	Lv. 9	食物の制限はなく，3食を経口摂取している
正常	Lv. 10	摂食・嚥下障害に関する問題なし

（藤島一郎：摂食・嚥下障害患者の摂食状況の評価（藤島一郎・藤谷順子編著，嚥下リハビリテーションと口腔ケア），メヂカルフレンド社，2006より一部改変）

下障害の悪化，合併症の併発という悪循環を繰り返すことも少なくない．さらに高齢者では明らかな再発がなくても，加齢や廃用にともなう嚥下機能低下により，障害が悪化したり，顕在化することもある．

□ 治療の帰結指標

摂食・嚥下障害の治療，すなわち摂食・嚥下訓練の帰結指標としては，摂食状態，摂食・嚥下機能，誤嚥，誤嚥性肺炎の合併などが用いられる．なかでも摂食状態はもっとも用いられている指標である．ここで留意しなければならないことは，実際にしている摂食状況が，必ずしも摂食・嚥下機能相応の安全で適切な摂食状況とは言えないことである．脳卒中急性期ではしばしば，摂食・嚥下機能と摂食状態が解離しており，言語聴覚士の訓練介入によって解離が減少することが報告されている[3]．すなわち，これらは区別して評価されるべき指標である．

わが国では摂食・嚥下機能相応の摂食状況を示す基準として，藤島の摂食・嚥下能力のグレード（表1）が頻用されている[3]．一方，実際の摂食状況を評価する指標として，摂食・嚥下障害患者における摂食状況のレベル（表2）が作成された[5]．才藤は摂食・嚥下機能として臨床的重症度分類（Dysphagia Severity Scale : DSS）（表3），摂食状態と医学的安定性（表4）を別に評価する方法を提唱している[6]．

□ 脳卒中摂食・嚥下障害の治療帰結

藤島らは聖隷三方原病院嚥下センターでの訓練成績をまとめている[4,7]．訓練前何らかの補助栄養を必要とした例（藤島Gr. 6以下）の約4割が経口摂取だけ（Gr. 7以上），訓練前経口摂取不能例（Gr. 3以下）の約7割が何らかの経口摂取可能（Gr. 4以上）となった．病態別では偽性球麻痺は意識障害や痴呆がなく，再発が予防できれば，摂食・嚥下障害の訓練成績は良好であり，一方球麻痺では，全身状態と認知機能がよければ，嚥下障害が重度でも，手術まで考慮すればよい成績であった．また球麻痺による輪状咽頭嚥下障害に対するバルーン法は症例の7割で何らかの効果があったと報告している．

寺岡らによると，急性期脳卒中の退院時経口摂取（平均在院日数106日）は，VFでの誤嚥，画像上の両側病変，分離していない片麻痺が有意な予測因子であった[8]．予測式では3因子が不良な条件であっても，半数は経口摂取可能となった．すなわち重症例の経口摂取が不可能であることは，予測できないと結論した．

急性期病院を経管で退院しても，発症後半年以

表3 摂食・嚥下障害の臨床的重症度分類

	分類	定義	解説	対応	直接訓練
誤嚥なし	7 正常範囲	臨床的に問題なし	治療の必要なし	不要	必要なし
誤嚥なし	6 軽度問題	主観的問題を含め何らかの軽度の問題がある.	主訴を含め,臨床的に何らかの原因により摂食・嚥下に困難をともなう.	簡単な訓練,食物形態の工夫,義歯調整などを必要とする.	症例によっては施行
誤嚥なし	5 口腔問題	誤嚥はないが,主として口腔期障害により摂食に問題がある.	先行期,準備期も含め,口腔期中心に問題があり,脱水や低栄養の危険を有する.	食物形態の工夫,食事中の監視が必要である.直接訓練は一般病院・外来で可能.	一般医療機関や在宅で施行可能
誤嚥あり	4 機会誤嚥	時々誤嚥する,もしくは咽頭残留が著明で臨床上誤嚥が疑われる.	通常のVFにおいて咽頭残留著明,もしくは時に誤嚥を認める.また,食事場面で誤嚥が疑われる.	上記の対応法に加え,咽頭問題の評価,咀嚼の影響の検討が必要である.直接訓練は一般病院・外来で可能.	一般医療機関や在宅で施行可能
誤嚥あり	3 水分誤嚥	水分は誤嚥するが,工夫した食物は誤嚥しない.	水分で誤嚥を認め,誤嚥咽頭残留防止手段の効果は不十分だが,調整食など食物形態効果を十分認める.	上記の対応法に加え,水分摂取の際に間欠経管栄養法を適応する場合がある.直接訓練は一般病院・外来で可能.	一般医療機関や在宅で施行可能
誤嚥あり	2 食物誤嚥	あらゆるものを誤嚥し嚥下できないが,呼吸状態は安定.	水分,半固形,固形食で誤嚥を認め,食物形態効果が不十分である.	経口摂取は不可能で経管栄養が基本となる.専門施設での直接訓練.	専門医療機関で施行可能
誤嚥あり	1 唾液誤嚥	唾液を含めてすべてを誤嚥し,呼吸状態が不良.あるいは,嚥下反射が全く惹起されず,呼吸状態が不良.	常に唾液も誤嚥していると考えられる状態で,医学的な安定が保てない.	医学的安定を目指した対応法が基本となり,持続的な経管栄養法を要する.直接訓練の適応外.	困難

表4 摂食・嚥下障害患者の帰結評価

1. 摂食状態
   5：経口一調整*不要
   4：経口一調整*要
   3：経口＞経管
   2：経口＜経管
   1：経管
2. 医学的安定性**
   A：安定
   B：不安定

*食物形態や体位など摂食時の工夫
**医学的安定性の指標：
誤嚥性肺炎,窒息,脱水,低栄養について1〜2ヵ月にわたって問題ないこと.

上リハビリテーションを継続し,経口摂取が可能になる例を経験することはまれではない.このような例は症例報告としては多数みられるものの,全体における頻度や実態は明らかではない.今後増加が予想される脳卒中嚥下障害患者への対策を考えるためには,その生存および長期帰結を調査することは必須である.

当院で2001年4月から2006年3月に言語聴覚士が嚥下訓練を施行した急性期脳卒中患者494名（平均年齢72歳）を対象とし,退院後の生存と摂食状況について電話調査を実施した（有効回答率88.8％）.結果をフローチャートに示す（図2）.

調査時までの平均発症後期間は約2年,生存率は71％だった.生存例は死亡例よりも有意に年齢が低く,脳出血,初発,小脳脳幹病変が多かった（$p<0.05$）.また退院時の栄養摂取手段別の生存率は経口83％,経管49％であり,経口は経管よりも有意に生存率が高く,最も多い死因は肺炎であった.

一方,退院時経管から調査時経口に改善したものは20名（15％）だった.急性期を過ぎても,嚥下機能を定期的に評価し,適切にリハビリテーションを提供する医療体制が必要であると結論できる.

□ EBM

現状では摂食・嚥下障害治療に関するEBMについては厳しい評価が下っている.

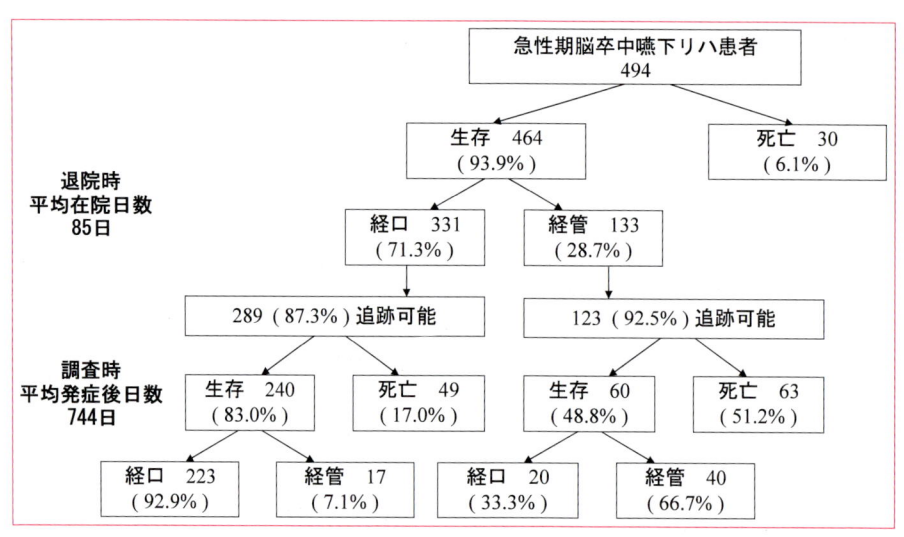

```
                急性期脳卒中嚥下リハ患者
                          494
                            │
              ┌─────────────┴─────────────┐
          生存 464                      死亡 30
         (93.9%)                       (6.1%)
            │
     ┌──────┴──────┐
  経口 331        経管 133
  (71.3%)        (28.7%)
     │              │
289(87.3%)追跡可能  123(92.5%)追跡可能
     │              │
  ┌──┴──┐        ┌──┴──┐
生存 240 死亡 49  生存 60  死亡 63
(83.0%)(17.0%)  (48.8%)(51.2%)
   │              │
 ┌─┴─┐          ┌─┴─┐
経口223 経管17  経口20 経管40
(92.9%)(7.1%)  (33.3%)(66.7%)
```

退院時 平均在院日数 85日

調査時 平均発症後日数 744日

図2　電話調査フローチャート

　Doggettらは脳卒中患者における嚥下障害治療の肺炎予防効果についてレビューし，治療プログラムは肺炎の発生率を低下させるものの，評価方法の比較は研究数が少なすぎて不可能と結論している[9]．

　Cochrane Reviewにおいては，Bath PMWらにより急性期脳卒中における嚥下障害介入（経管法，食事指導，栄養法，嚥下訓練など）に関するレビューがなされており，結論としては「急性期脳卒中の嚥下障害介入についての研究は研究数，対象数ともに非常に少ないのが現状である．ただ，胃瘻はNG法より帰結や栄養状態を改善すると言える．経口摂取開始の時期や方法，嚥下訓練や薬物治療の効果についてのさらなる研究が求められる」と述べている[10]．

おわりに

　社会の高齢化にともない，脳卒中をはじめとする神経系疾患や加齢の影響による機能的摂食・嚥下障害が増加している．医療・介護の現場に摂食・嚥下リハビリテーションがさらに普及するためには，EBMに寄与する短期，長期的な治療帰結研究が今後ますます重要になると考えられる．

文　献

1) Barer DH：Natural history and functional consequences of dysphagia after hemispheric stroke. J Neurol Neurosurg Psychiatry 52：236-241, 1989

2) Daniels SK, Brailey K, Priestly DH, et al：Aspiration in patients with acute stroke. Arch Phys Med Rehabil 79：14-19, 1998

3) 稲本陽子，保田祥代，小口和代，他：脳血管障害による摂食・嚥下障害患者の分析―嚥下訓練前後の変化―．日摂食嚥下リハ会誌 7：117-125, 2003

4) 藤島一郎，北條京子，大熊るり，他：嚥下障害治療成績―嚥下センターにおける集約的嚥下リハビリテーションと一般的対応．総合リハ 28：483-490, 2000

5) 藤島一郎：摂食・嚥下障害患者の摂食状況の評価（藤島一郎・藤谷順子編著，嚥下リハビリテーションと口腔ケア），メヂカルフレンド社，2006

6) 小野木啓子，才藤栄一，馬場　尊，他：嚥下造影検査．臨床リハ 11：797-803, 2002

7) 藤島一郎：脳卒中の摂食・嚥下障害，医歯薬出版，1998

8) 寺岡史人，西　眞歩，吉澤忠博，他：脳卒中に伴う嚥下障害の予後予測―経口摂取の可否に影響する因子の検討―．リハ医学 41：421-428, 2004

9) Bath PMW, Bath FJ, Smithard DG：Interventions for dysphagia in acute stroke（Cochrane Review）. In：The Cochrane Library, Issue 1, 2002. Oxford：Update Software.

10) 才藤栄一：摂食・嚥下障害のリハビリテーション（日本リハビリテーション医学会監修，リハビリテーション白書），医学書院，2003

III．知っておきたい基礎知識

L．舌・咽頭・喉頭・食道の構造と神経支配

肥田　岳彦*

- 舌を前下方に突出させるオトガイ舌筋は下顎骨のオトガイ棘から起こり，筋の正中部は1つの筋として，筋の中央部は一つ一つの筋束を形成して舌尖から舌根まで達している．
- 舌筋を支配する運動性神経である舌下神経は必ず舌の感覚（知覚）性神経である舌神経と交通枝をもっている．
- 咽頭後壁を構成している外輪走筋である上咽頭収縮筋，中咽頭収縮筋，下咽頭収縮筋（輪状咽頭筋）の停止は咽頭縫線であるが，これらの収縮筋は下方に向かうほど筋の交織が見られる．
- 食道の輪走筋の走行は単にリング状に走るのではなく，ラセン状である．

Key Words　オトガイ舌筋，舌下神経，舌神経，咽頭収縮筋，食道の輪走筋

はじめに

頭は体幹の上端（先端）であり，特異な構造を示している．一般的には顔と脳の2部分に区別されるが，顔には目，耳，鼻といった感覚器と口腔，咽頭といった消化器系ならびに鼻腔，咽頭，喉頭といった呼吸器系の初部が含まれる．ここでは，消化器系のはじまりである舌，咽頭，食道と，呼吸器系に関係する喉頭について，それぞれの筋の走行と筋に分布する神経について述べる．

体幹上部の体壁構造は左右の鰓弓を軸にした舌骨上筋群であり，これは下顎底の筋系といわれる．下顎底を構成する筋系である舌骨上筋群は神経系を基準にして考えると理解しやすい．顎二腹筋の後腹を支配する神経は顔面神経のほかに舌咽神経も分布している．また，前腹にも三叉神経のほかに顔面神経も分布する．これら舌骨上筋群には迷走神経および副神経が分布していないことに注意したい．本来の順序からいえば第Ⅲ鰓弓神経（舌咽神経），第Ⅳ鰓弓神経（迷走神経），第Ⅴ鰓弓神経（副神経）の分布する筋系があり，その下に頸神経ワナの構造が続くはずである．従来の報告によれば，舌骨上筋群に続く筋系で舌骨下筋群との間にあるべきものは，喉頭の筋であると考えられる．さらにその一部は僧帽筋，胸鎖乳突筋ではないだろうか．その下に舌を構成する筋系があり，そして舌骨下筋群と続くのではないか．舌を構成する外舌筋に分布する舌下神経は内側翼突筋の深層を通る舌神経の分枝が必ず合流している．

こうした体壁性要素の上部への変化に対して，内臓の上部への変化はどのようなものか．食道の内腔は粘膜上皮で被われ，気管前葉あるいは椎前隙の面は漿膜を欠いている．したがって組織学的には外膜が腹腔に面した構造と成っている．これらの間にある筋性組織は平滑筋性の内輪走筋と外縦走筋であるが，食道にみられる3ヵ所の狭窄部（喉頭の派生部，気管分岐部，横隔膜貫通部）の気管分岐部より上位では横紋筋が出現する．しかもその走行は内縦走筋と外輪走筋というように配列順序も異なっている．これらの筋に分布する神経は上方から順次第Ⅰ鰓弓神経（三叉神経），第Ⅱ鰓弓神経（顔面神経），第Ⅲ鰓弓神経（舌咽神経），第Ⅳ鰓弓神経（迷走神経），第Ⅴ鰓弓神経（副神経）という順序でうまく配列している．つまり頸上部あるいは頭部下端の構造はさらに体幹でみられる分節構造と似ていることが理解される．しかも体壁性要素と内臓性要素とがうまく対応した構造であることもわかる．

このように，体幹の上部への延長として頭をとらえることは可能であり，体幹の構造原則があてはまる部位は頭部の消化器系周辺ということになる．

---

* 藤田保健衛生大学医療科学部　リハビリテーション学科　作業療法専攻，解剖学

□ 末梢神経系の解剖学

1．末梢神経系 peripheral nervous system は，神経がどこから出入りしているかによって次の2種類に分類する．
① 脊髄神経　spinal nerves　31対
② 脳神経　　cranial nerves　12対

2．神経系を伝導される興奮の向きによって次の2種類に分類する．
① 求心性 afferent
② 遠心性 efferent

3．興奮がどこに向かっているかによって次の2種類に分類する．
① 体制 somatic
② 内臓 visceral

4．脊髄神経に含まれる神経線維群を機能的性質から次の4種類に分類する．
① 一般体性求心性
　　general somatic afferent（GSA）
② 一般内臓求心性
　　general visceral afferent（GVA）
③ 一般内臓遠心性
　　general visceral efferent（GVE）；別名は
　　自律神経系 autonomic nervous system
④ 一般体性遠心性 general somatic efferent（GSE）

5．脳神経のなかには求心性，遠心性を含めて，脳神経にしか存在しないものがあり，それを"特殊"という表現を用いて次の3種類に分類する．
① 特殊体性求心性
　　special somatic afferent（SSA）
② 特殊内臓求心性
　　special visceral afferent（SVA）
③ 特殊内臓遠心性
　　special visceral efferent（SVE）

□ 舌の構造と神経支配

1．舌の構造

舌 tongue は口腔底の後部から前方に突出する横紋筋性の器官で，舌の位置を変える3種類の外舌筋と舌の形を変える4種類の内舌筋とから構成されている．舌は摂食・嚥下やことばを話す時に大切な働きを行い，さらに舌粘膜に存在する感覚受容器（味蕾）によって味覚と舌筋の筋紡錘，特に外舌筋の腱器官からの筋固有覚を感受している．

舌筋：外舌筋（舌の位置を変える働き）
　① 茎突舌筋　styloglossus
　② 舌骨舌筋　hyoglossus
　③ オトガイ舌筋　genioglossus
内舌筋（舌の形を変える働き）
　① 上縦舌筋　superior longitudinal tongue
　② 下縦舌筋　inferior longitudinal tongue
　③ 横舌筋　transversal tongue
　④ 垂直舌筋　vertical tongue

舌はV字形の分界溝より前方を舌体，後方を舌根に分けられ，さらに舌体の前端部を舌尖という．舌の表面は粘膜によって被われ，以下に示す4種類の舌乳頭という大小さまざまな突起がある．
　① 糸状乳頭　② 茸状乳頭
　③ 葉状乳頭　④ 有郭乳頭

舌筋は上記の示す外舌筋と内舌筋から構成される．外舌筋のなかで，茎突舌筋は側頭骨の茎状突起より起こり，前内側方向に走行して，舌骨舌筋の表層を舌尖から舌根に幅広く停止している．茎突舌筋の作用は舌体，舌根部を後上方に引く．舌骨舌筋は舌骨の体部，大角から起こり，茎突舌筋とオトガイ舌筋の間を通って舌尖から舌根部の舌背に達している．舌骨舌筋の作用は舌体，舌根部の外側縁を下げる．オトガイ舌筋は舌中隔の両側に走る筋で，この筋は下顎骨のオトガイ棘から起こり，舌中隔側の筋束は舌尖から舌根まで幅広く停止している．しかし，この筋の深部は数多くの筋腹に分かれ，多腹筋の構造を呈している．オトガイ舌筋のおもな作用は舌体，舌根部を前下方に引き下げる．さらに，この筋は多くの筋腹に分かれている構造から舌のより繊細な動きに関係している（図1-A，B）．一方，内舌筋のなかで，上縦舌筋は舌背の粘膜下で舌尖から舌根部を縦に走る筋である（図1-A）．下縦舌筋は舌の下部を舌尖から舌根に走行する筋である．横舌筋は舌中隔から起こり，舌縁に至る筋である．垂直舌筋は舌の下面から起こり，舌背に至る筋である．

2．舌の神経

12番目の脳神経系（XII脳神経）である舌下神経 hypoglossal nerve は頭蓋底の舌下神経管から出て，口蓋舌筋を除く外舌筋，内舌筋に分布し，その運動を支配している（somatic efferent：SE）．舌下神経は内頸動脈の後方を下行して前方に向かい茎突舌骨筋と舌骨舌筋の間を通り，さらに舌骨舌筋とオトガイ舌筋の間に入り舌筋群に分布している．舌下神経は迷走神経，舌神経，第1頸神経

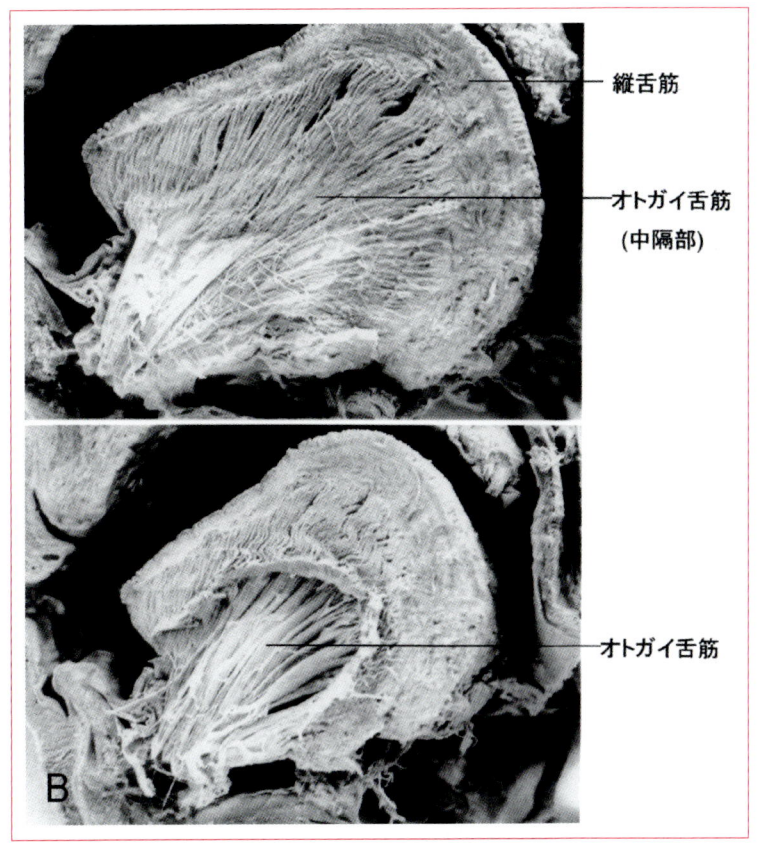

図1
A：舌の正中矢状断からみる．オトガイ舌筋は幅広い腱として下顎骨のオトガイ棘から起こり（骨からははがしてある），舌尖から舌根部まで広く達している．
B：オトガイ舌筋をさらに解剖を行うと，この筋はそれぞれの筋束に分かれて舌尖から舌根部に達している．

との間で交通枝をもっている（図2-A，B，C）．一方，味覚を伝える神経は顔面神経 facial nerve，舌咽神経 glossopharyngeal nerve と迷走神経 vagus nerve である．舌前2/3部に分布している味蕾から起こる神経線維は舌神経 lingual nerve の中を走り，途中舌神経から分かれる鼓索神経 chorda tympani を経由して顔面神経に求心性に伝えられ，膝神経節，中間神経 intermediate nerve を経由して延髄の孤束核に終止する．舌後1/3部に分布している味蕾から起こる神経線維は舌咽神経によって求心性に伝えられ，下神経節を経由して孤束核に終止する．舌の最後部から喉頭蓋に分布している味蕾から起こる神経線維は迷走神経によって求心性に伝えられ，下神経節を経由して孤束核に終止する．味覚を伝える顔面神経，舌咽神経と迷走神経の機能的性質はともに特殊内臓求心性線維（SVA）である．

□ 咽頭の構造と神経支配
1．口腔・咽頭の構造
消化器系の基本的構造を有する咽頭 pharynx は骨格筋性の中空性器官であり，咽頭内腔は口腔，鼻腔，喉頭腔と食道腔につながっている．咽頭内腔である咽頭腔は鼻部，口部，喉頭部の3部に分かれる．

口蓋と咽頭の壁構造は粘膜，筋層（内縦走筋と外輪走筋），外膜から構成され，筋層は以下に示す7種類の内縦走筋と4種類の外輪走筋である．

内縦走筋群　　　　外輪走筋群
① 口蓋帆張筋　　　① 上咽頭収縮筋
② 口蓋帆挙筋　　　② 中咽頭収縮筋
③ 口蓋舌筋　　　　③ 下咽頭収縮筋
④ 茎突咽頭筋　　　④ 輪状咽頭筋
⑤ 口蓋垂筋　　　　　（食道の上括約筋）
⑥ 口蓋咽頭筋
⑦ 耳管咽頭筋

口蓋・咽頭において，内縦走筋群である口蓋帆張筋は蝶形骨の舟状窩から起こり，口蓋軟骨に停止する筋である．口蓋帆挙筋は側頭骨の岩様部の耳管軟骨から起こり，口蓋粘膜に停止する．口蓋弓の粘膜下に存在する口蓋舌筋は口蓋粘膜から

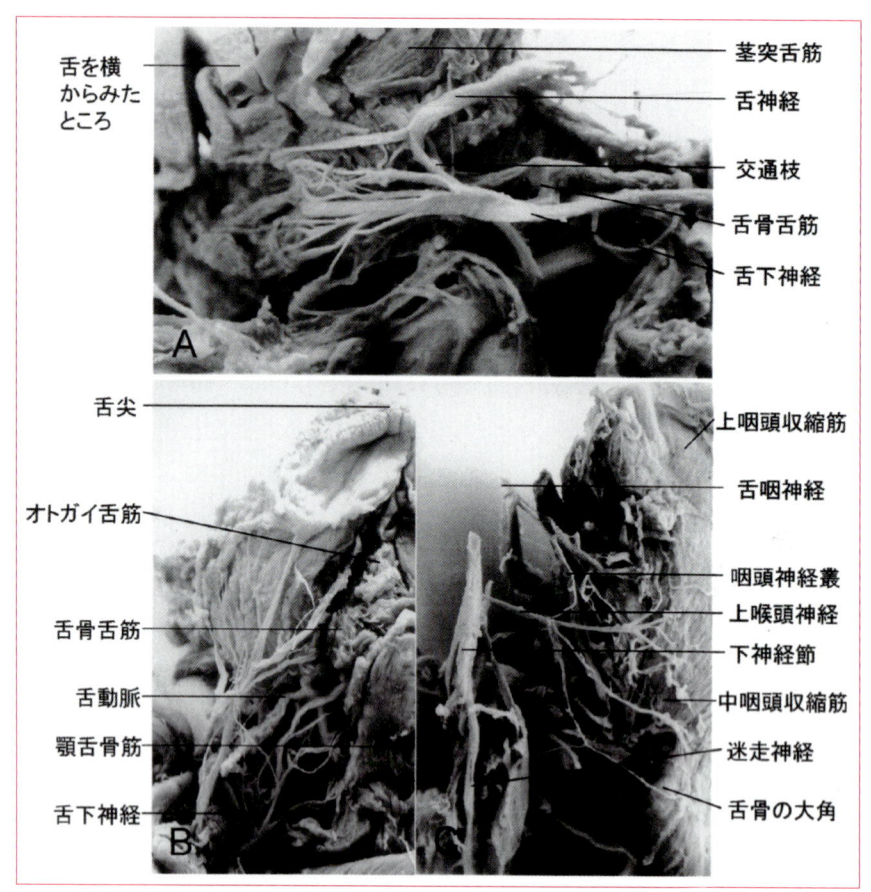

図2
A：舌を左側からみたところで，舌の後方から太い舌下神経が舌神経と共に舌に分布している．
B：舌の下面から解剖している．舌下神経はオトガイ舌筋と舌骨舌筋の間を走り，両者に枝を出したのち内舌筋に分布している．
C：咽頭後壁に分布する舌咽神経と迷走神経の下神経節から分かれてきた上喉頭神経がループを形成し，咽頭神経叢を作って（上頸神経節からの交感神経は切断してみることができない），咽頭後壁に分布している．

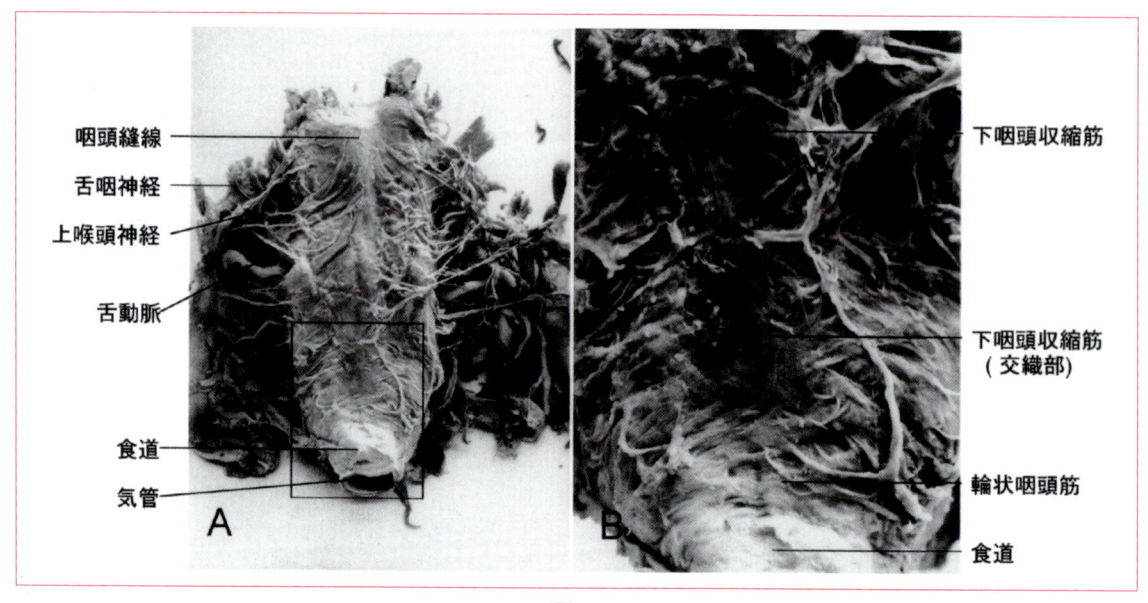

図3
A：咽頭後壁の解剖をおこなったところ．
B：左図の□（拡大）をみる．下咽頭収縮筋が咽頭縫線に停止するのではなく筋の交織がみられる．

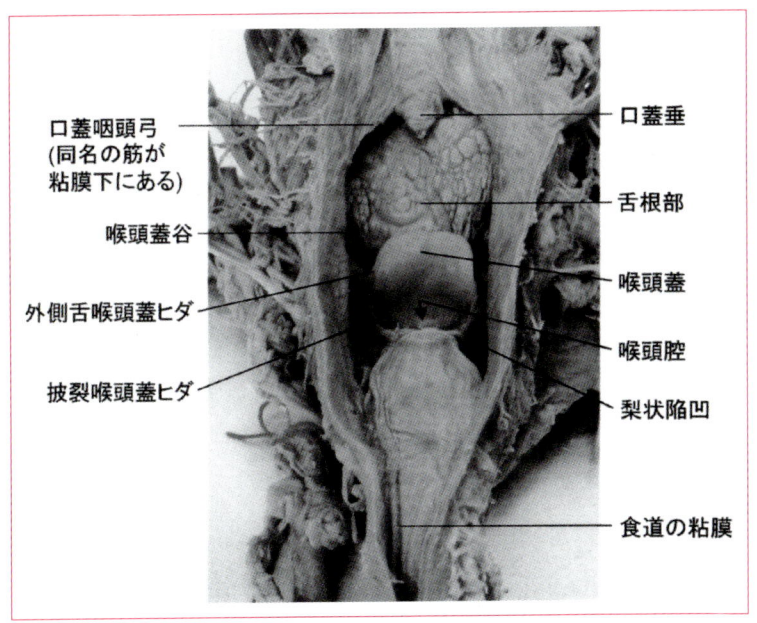

図4 喉頭後壁を咽頭縫線（正中線）で切り開いてみている．

起こり，前下方に向かい舌の茎突舌筋の内側を通り舌根部に停止する．茎突咽頭筋は側頭骨の茎状突起から起こり，咽頭の縦走筋に放散する．口蓋垂の粘膜下にある口蓋垂筋は口蓋骨の水平板から起こり，口蓋垂尖端に停止する．口蓋咽頭弓の粘膜下にある口蓋咽頭筋は口蓋粘膜の下面から起こり，後下方に走行して，咽頭粘膜に放散する．耳管隆起の粘膜下にある耳管咽頭筋は耳管軟骨から起こり，咽頭後壁と側壁に放散している．咽頭筋は嚥下の際に主として働く筋である．咽頭の外輪走筋群である上咽頭収縮筋は蝶形骨の翼状突起内側板，顎舌骨筋線の後端から起こり，咽頭後壁の上部の咽頭縫線に停止している．中咽頭収縮筋は舌骨の大角，小角から起こり，咽頭縫線に停止する．下咽頭収縮筋は甲状軟骨，輪状軟骨から起こり，咽頭縫線に停止する．下咽頭収縮筋下部の線維は臨床的に輪状咽頭筋と呼ばれ，咽頭を囲むように走行して咽頭縫線に停止していない．これら咽頭の外輪走筋の停止は咽頭縫線であるが，下方に向かうほど筋の走行において筋の交織がみられる（図3-A，B）．

口蓋ならびに咽頭の内縦走筋に分布する神経のうち，口蓋帆張筋に分布する神経は三叉神経 trigeminal nerve の下顎神経 mandibular nerve で，口蓋帆挙筋に分布する神経は顔面神経である．茎突咽頭筋に分布する神経は舌咽神経で，口蓋筋群（口蓋舌筋，口蓋垂筋，口蓋咽頭筋と耳管咽頭筋）に分布する神経は迷走神経である．一方，外輪走筋群のなかで，上咽頭収縮筋に分布する神経は舌咽神経と迷走神経から構成される咽頭神経叢からの枝である．中咽頭収縮筋，下咽頭収縮筋と輪状咽頭筋に分布する神経は迷走神経である．これら口蓋ならびに咽頭の筋に分布する神経の機能的性質は特殊内臓遠心性（SVE）である．

□ 喉頭の構造と神経支配

気管の上部に位置する喉頭 larynx は気道であり，また発声器としての機能も有している（図4）．喉頭の前面は甲状軟骨があり，内部は喉頭腔とよばれる空所がある．この喉頭腔には喉頭軟骨があり，多くの喉頭筋がついていて，この筋は左右対称の配列を示している．

喉頭筋は以下の7個の筋である．
① 輪状甲状筋（声帯緊張筋；前筋）
② 後輪状披裂筋（後筋）
③ 外側輪状披裂筋
④ 斜披裂筋
⑤ 横披裂筋
⑥ 甲状披裂筋
⑦ 披裂喉頭蓋筋

輪状甲状筋は輪状軟骨の外側縁から起こり，後上方の向かい甲状軟骨の下縁と下角に停止している．この筋の収縮によって声帯ヒダは緊張を高め，

長さを増す．後輪状披裂筋は輪状軟骨板の後面から起こり，披裂軟骨の筋突起に停止する．この筋は唯一の声門開大筋である．外側輪状披裂筋は輪状軟骨の外側面から起こり，披裂軟骨の筋突起に停止する．この筋の収縮によって左右の声帯ヒダは内転し（左右の声帯ヒダが近づく），声門は閉じる．声門間筋とよばれる斜披裂筋と横披裂筋は両側の披裂軟骨の後面にあり，この軟骨の外側縁に停止する．この筋の収縮により声門は閉ざす作用を示す．さらに嚥下の際，喉頭口を閉ざす作用がある．甲状披裂筋は甲状軟骨後面から起こり，披裂軟骨に停止する．この筋の一部は声帯ヒダの中に入り声帯筋を形成している．この筋の作用は声帯ヒダを緩める役割や，声帯ヒダ全長内での部位による緊張差をもたらしている．披裂喉頭蓋ヒダの粘膜下にある披裂喉頭蓋筋は披裂軟骨の上部から起こり，喉頭蓋軟骨に停止する小さな筋である．

喉頭の筋に分布する神経はすべて迷走神経と迷走神経から分岐する反回神経 recurrent laryngeal nerve であり，輪状甲状筋に分布する神経は下神経節から分かれてくる上喉頭神経 superior laryngeal nerve で，この神経は，内頸動脈の後方から前下方に向かい甲状舌骨膜の高さで，細い内枝と太い外枝に分岐する．反回神経は下咽頭収縮筋（輪状咽頭筋）の下縁で下喉頭神経 inferior laryngeal nerve となり，輪状甲状筋を除くすべての喉頭筋および喉頭粘膜に分布している．

□ 食道の構造と神経支配

食道 esophagus は脊柱の前面を下行する筋性の管状器官である．食道は3ヵ所の生理的狭窄部位をもち，上位狭窄部位から順に食道起始部，気管分岐部，横隔膜貫通部がある．成人の食道の長さは食道起始部から横隔膜貫通部まで約25cmである．

食道の壁構造は内側から粘膜（非角化性重層扁平上皮），内輪走筋と外縦走筋からなる筋層，外膜から構成されている．食道の上位1/3は横紋筋（骨格筋），中間部1/3は横紋筋と平滑筋の混合，下位1/3は平滑筋でできている．特に内輪層筋の走行は単にリング状に走行しているのではなく，むしろラセン状である．

食道に分布する動脈は①下甲状腺動脈から分岐する気管食道動脈，②胸大動脈から分岐する食道動脈，③左胃動脈から分岐する食道枝である．一方，静脈はおもに奇静脈系に流入するが，食道下部では左胃静脈に流入する．

食道に分布する神経系は交感神経と迷走神経である．交感神経の走行はおもに動脈に巻きつきながら食道に分布する．交感神経は，頸部の交感神経節からの枝が下甲状腺動脈から分岐する気管食道動脈に，さらに胸部交感神経節からの枝が胸大動脈から分岐した食道枝に巻きつきながら分布している．一方，左右の迷走神経の走行は食道上部と食道下部では異なっている．頭・頸部から下行してきた左右の迷走神経は食道上部では食道の左右を走行し，そこからの枝が食道を取り囲むようにして分布している．食道の下部において，左迷走神経の走行は食道の上を走行し，右迷走神経は食道の下を走行するようになる．このことは発生学的に胃が長軸方向で右に90°回転するためである．

おわりに

舌，咽頭，喉頭，食道は摂食・嚥下反射において構造ならびに機能的に重要な器官であり，かつ臨床的にも中枢神経系の損傷による嚥下反射障害に対して治療ならびに嚥下リハビリテーションとして大切な部位である．今回は舌，咽頭，喉頭，食道を神経の走行に重きをおき記載した．

III. 知っておきたい基礎知識

M. 摂食・嚥下の発達と障害

向井　美惠*
むかい　よしはる

- 摂食・嚥下機能の発達は，原始反射に支配される吸啜から随意運動としての摂食・嚥下機能に発達する．
- 摂食・嚥下機能の発達期は，口腔・咽喉頭部の形態の成長も著しい．
- 発達期の嚥下障害は未熟児性，形態異常，神経・筋系障害，咽頭・食道機能障害，精神心理的問題などがある．
- 発達期の摂食・嚥下障害の対応は，機能が営まれる口腔・咽頭部が成長途上であることから，形態成長の面からの対応が常に求められる．
- 摂食・嚥下の基本的な機能獲得がなされる発達期の摂食・嚥下障害は，機能障害の要因を機能の発達遅滞の視点から診断して，機能発達を促すリハビリテーションが必要である．

Key Words | 摂食・嚥下機能発達，口腔・咽頭部の形態成長，発達障害

はじめに

摂食・嚥下の機能発達がなされる小児期は乳歯萌出と中咽頭の成長やその後の永久歯への交換など口腔・咽頭部の形態の成長が著しい時期であり，形態的な成長変化が機能発達と関連が強いことも常に考えなければならない[1]．発達期にある小児の摂食・嚥下障害の原疾患は種々あり，それぞれ特徴的な症状を呈している[2,3,4]．摂食・嚥下の機能遂行過程でよくみられる症状を発達的視点から診断することは，遅滞した機能の発達を促す小児への臨床的対応として不可欠である[5]．口腔・咽頭部の形態面の成長変化と摂食・嚥下の機能発達と関連させながら，Leopoldの嚥下の分類[6]に従って発達過程と発達途上で生じる障害について概説する．

□ 先行期（認知期）の発達とその障害

口いっぱいに食物を詰め込む，よく噛まないで丸飲みするなどの先行期や準備期・口腔期の障害は自閉症スペクトラムの児などにみられ[7]，誤嚥や窒息の原因となることも多い．先行期障害である詰め込みや口腔期障害の丸呑みなどの機能症状については，口腔機能程度と摂取食物量との認知機能不全が原因の一つである．健常児では1歳前後に発達するこれらの症状の発達変化を参考にした臨床対応が望まれる．

□ 準備期の発達とその障害

口腔の前方部に口を閉じながら食物を摂り込む捕食の動きで摂取食物の物性が感知され，咀嚼の動きの発達が促される．障害のある多くの小児にみられる咀嚼不全や丸飲みなどの準備期障害は，捕食による物性感知の動きの不全が原因の場合が多い．これらの動きは乳児の離乳期に発達し，乳歯の萌出により，口唇と前歯による捕食と臼歯による咀嚼が獲得される．準備期の機能不全の診断と対応には，口唇・舌・顎の動きの協調発達過程を基に診断して，協調運動の発達遅滞の視点をも含めて対応する必要がある．

□ 口腔期の発達その障害

口腔期は，咀嚼して唾液と混和した食物から嚥下可能な程度の量の食塊を形成しながら口腔から咽頭へ送り込む動きである．上顎の成長とともに口蓋形態がドーム型になり，嚥下時の舌運動の起点となる舌尖部と舌側縁が，口蓋前方部および口蓋側壁に押し付けやすくなる．Down症児などによくみられる口腔期の舌突出は，食塊形成と食塊の咽頭への送り込みが不全となり，嚥下障害の原因となる．舌尖を上顎前歯の口蓋側に押し付ける舌訓練を中心にした対応が必要とされる．

□ 咽頭期の発達とその障害

哺乳反射の消失にともなって随意運動として嚥

*昭和大学歯学部　口腔衛生学教室

下の動きが発達する．嚥下反射の誘発による喉頭挙上の動きは，顎舌骨筋などの舌骨上筋群の収縮によってなされる．これらの筋は開口筋でもあり下顎骨に付着するが，幼児期前半の上下顎乳臼歯が咬合することによって一定の顎位が得られるようになり嚥下は安定する．また，乳児期には口蓋垂と喉頭蓋が接近しているが，成長につれて中咽頭が形成される．呼吸と嚥下の協調障害があると，成長にともなって哺乳期にはなかった乳汁や食物の気道への流入（誤嚥）の要因となる．嚥下反射は触圧覚刺激によって誘発されるが，刺激を受容する小児が与えられた触圧覚刺激に対して過剰に反応してしまう（過敏）場合がある．過敏症状は食物摂取拒否や嘔気などが嚥下時に引き出されて，嚥下反射に結びつくことができない．触覚過敏による嚥下障害である．また，哺乳のための原始反射の残存により嚥下の随意的な動きが阻害されている場合もある．いずれも脱感作などの訓練が必要となる．

□ 食道期の発達とその障害

小児の食道期の嚥下障害は，嘔吐の症状をともなうことが多い．先天性食道閉鎖症など食道期の嚥下障害は，手術等で改善後も器質面に加えて，食物の受容（嚥下動作）に対する心理的な拒否が原因となることが多いので，正確な診断に基づいた対応が望まれる．胃食道逆流や食道炎は，摂食時のペーシングの指導や食中・食後の姿勢などの姿勢訓練を必要とする場合が多い．

おわりに

発育期の摂食・嚥下障害のうち，上部消化器官の形態異常などは早期から継続的に外科的対応がなされる場合が多い．このような場合には外科的対応がなされるごとに摂食・嚥下障害の症状に合わせた対応が求められるが，その中で心理的な摂食拒否も生じることが少なくない．摂食・嚥下器官の器質面の成長と機能面の発達に加え，心理的な側面を常に意識した対応が求められている．

文 献

1) 向井美惠：摂食・嚥下機能の発達と減退．日摂食嚥下リハ会誌 3：3-9, 1999

2) 田角 勝：摂食・嚥下機能の発達障害への対応，金子芳洋，千野直一編；摂食・嚥下リハビリテーション, pp. 114-125, 医歯薬出版，東京，1989

3) 川崎葉子：食べる機能の障害と関連する原疾患，向井美惠編；食べる機能を促す食事, pp. 15-21, 医歯薬出版，1994

4) Reilly S, et al : Prevalence of feeding problems and oral motor dysfunction in children with cerebral palsy ; A Community survey. J Psdiatr 129 : 877-882, 1997

5) 向井美惠：小児の摂食・嚥下障害とその対応．障歯誌 26：627-632, 2005

6) Leopold NA, Kagel M : Swallowing, ingestion and dysphagia ; A reappraisal. Arch Phys Med Rehabili 64 : 371-373, 1983

7) 篠崎昌子，川崎葉子，向井美惠：自閉症スペクトラムにおける摂食・嚥下の諸問題，その1：幼児期における問題，第11回日本摂食・嚥下リハビリテーション学会抄録集, p. 200, 2005

第Ⅳ章

リハビリテーションの実際

A．咀嚼負荷嚥下法
B．摂食・嚥下障害に対する呼吸理学療法
C．摂食・嚥下障害に対する間接訓練
D．摂食・嚥下障害に対する直接訓練
E．摂食・嚥下障害患者に対する食事介助
F．摂食・嚥下障害とNST
G．摂食・嚥下障害者の食事の対応
H．球麻痺の摂食・嚥下リハビリテーション
I．偽性球麻痺の摂食・嚥下リハビリテーション
J．神経・筋疾患の摂食・嚥下リハビリテーション
K．摂食・嚥下補助装置・訓練用器具

IV．リハビリテーションの実際

A．咀嚼負荷嚥下法

横山　通夫*
よこやま　みちお

- 近年の研究により，液体の命令嚥下と固形物の咀嚼をともなう嚥下とは互いに別様式であることが確認された．
- 嚥下造影などの詳細な摂食・嚥下機能評価において，命令嚥下だけでなく咀嚼嚥下も同様に評価する必要がある．
- 咀嚼嚥下動態に対する機能評価のひとつとして咀嚼負荷嚥下法があげられる．
- 咀嚼負荷嚥下法を行う際，嚥下造影では被検食物の規格化に，嚥下内視鏡検査では内視鏡先端の設定位置に注意を要する．
- 機会誤嚥症例の同定には液体と固形物との混合物を用いた咀嚼負荷嚥下法が有用である．

Key Words　摂食・嚥下障害，嚥下造影，嚥下内視鏡，咀嚼嚥下連関，咀嚼負荷嚥下法

はじめに

摂食・嚥下動態の研究の進展により，液体の丸飲みと咀嚼をともなう嚥下とは異なる嚥下様式であるという新たな概念が提唱され，広まりつつある．よって摂食・嚥下障害への対応を検討するとき，障害の程度に応じて咀嚼嚥下動態を考慮した評価，治療が必要となる．咀嚼嚥下動態に基づいた評価のひとつに咀嚼負荷嚥下法が挙げられる．

咀嚼負荷嚥下法の定義は以下のとおりである．同法は，嚥下造影（videofluorography：VF），嚥下内視鏡検査（videoendoscopy：VE）を行う際に，被検食物として咀嚼を要する固形物を用いて咀嚼嚥下する課題を与え，その一連の動態を評価する手技をさす．本稿ではまず咀嚼負荷嚥下法の臨床的意義について説明し，続いて同法を行う際の注意点について述べ，最後に摂食・嚥下障害者における咀嚼負荷嚥下法の実際に触れる．

□ 咀嚼負荷嚥下法の臨床的意義

VF，VE による評価を行う際，液体，ペースト，およびゼリーなどの咀嚼を要しない丸飲みで

表1　摂食・嚥下障害臨床的重症度分類（才藤栄一，他 1999）

誤嚥なし	7. 正常範囲：臨床的に問題なし 　　　　訓練の必要なし．通常の食事 6. 軽度問題：臨床的に軽度の問題 　　　　経過観察．軽度の調整食・義歯 5. 口腔問題：先行期・準備期・口腔期の問題 　　　　直接訓練可能・摂食指導・介助．調整食
誤嚥あり	4. 機会誤嚥：誤嚥防止法の効果あり 　　　　直接訓練可能．嚥下食 3. 水分誤嚥：誤嚥防止法の効果なし．食物形態調整効果あり 　　　　直接訓練可能．嚥下食・経管併用（水分） 2. 食物誤嚥：誤嚥防止法の効果なし．食物形態調整効果なし 　　　　直接訓練困難．経管栄養 1. 唾液誤嚥：経管管理でも医学的安定性が保てない 　　　　直接訓練不可能．経管栄養．厳重な医学的管理

* 藤田保健衛生大学医学部　リハビリテーション医学講座

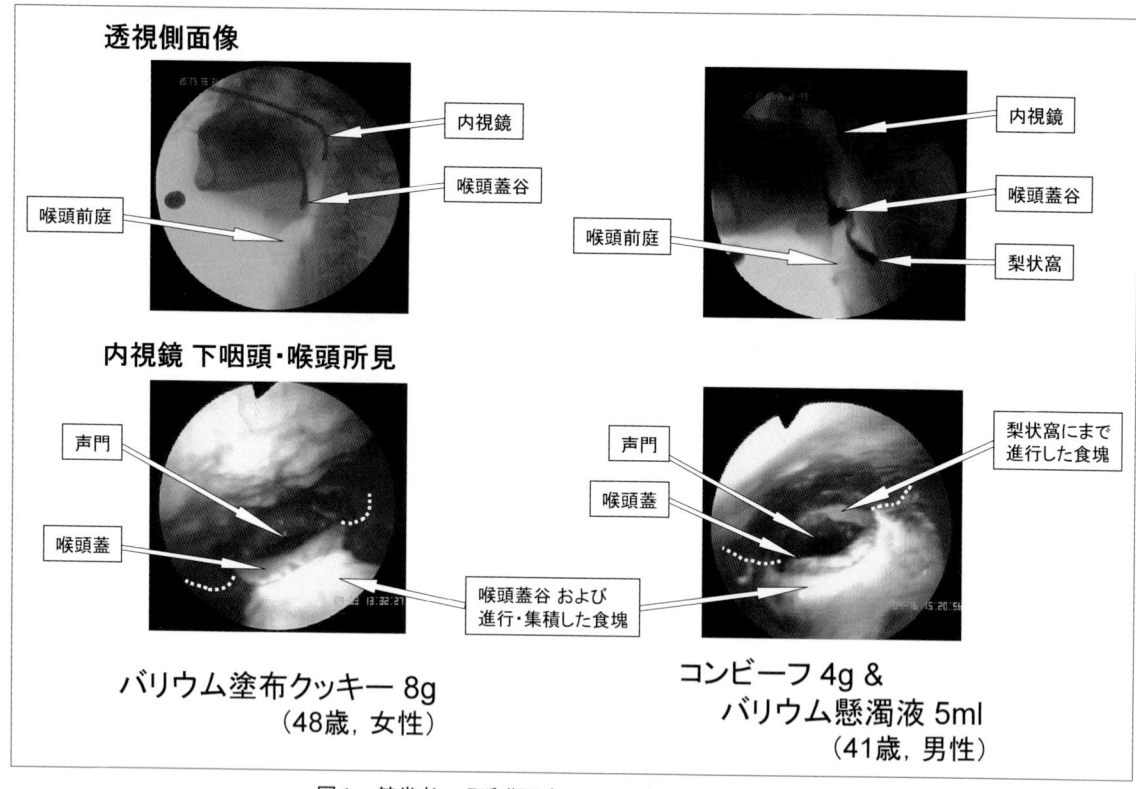

図1 健常者の咀嚼嚥下時における食塊咽頭進行の様子

健常者にVF,VEを併用して咀嚼負荷嚥下法を施行した.
左列はバリウム塗布クッキー8g咀嚼嚥下時の食塊咽頭進行を示す.右列は同様にコンビーフ4gとバリウム懸濁液5ml混合物の咽頭進行の様子である.上段は口腔および咽頭・喉頭を照射した透視側面像であり,下段は同時施行した内視鏡の下咽頭・喉頭所見である.上段透視側面像と下段内視鏡像とはそれぞれ同期している.
内視鏡画像中の白点線により披裂喉頭蓋ひだを示した.
左列:クッキーの咀嚼中,咀嚼し終えた一部の食塊が喉頭蓋谷に進行している.声門は開大した状態である.
右列:混合物の咀嚼中,液体成分が披裂喉頭蓋ひだを越え下咽頭に達している.クッキーの課題と同様に声門は開大している.

きるものだけを被検食物として用いると誤嚥症例を見落とす可能性がある.なぜなら,検査と食事場面とで臨床所見が乖離する症例が存在するからである.検査時に命令嚥下課題を数種施行したのち誤嚥がないことを確認し,経口による摂食を始めると,実際の食事場面ではむせが多く明らかに誤嚥していると思われる事例が少なくない.これらの症例は摂食・嚥下障害臨床的重症度分類(表1参照)において「機会誤嚥」に分類される.通常の検査で機会誤嚥症例を同定することは困難である.そこで,咀嚼嚥下動態にも着目する必要がある.

Palmerらは固形物の咀嚼嚥下の詳細な検討により,咀嚼嚥下における理想モデルとしてプロセス・モデル(process model)を報告した[1~4].重要な所見として,液体の嚥下とは異なり,固形物の咀嚼嚥下時には,咽頭嚥下開始前に中咽頭で食塊形成される事実があげられている.このプロセス・モデルに基づいた武田ら[5]および松尾ら[6]の報告では,液体と固形物との混合物の咀嚼嚥下時には健常者であっても,食塊が咽頭嚥下開始前に下咽頭まできわめて高率に達すると述べられている(図1右列参照).

これらの結果から,液体と固形物との混合物の咀嚼嚥下は難易度が高く,咀嚼負荷嚥下法の課題として有用であると考えられる.また,機会誤嚥の多くは,咀嚼嚥下条件下において嚥下反射前の咽頭進行が深いために起きている可能性が推察される.実際上,機会誤嚥症例に対して混合物を用いた咀嚼負荷嚥下法を施行すると誤嚥を発見でき

バリウム懸濁液 10ml 命令嚥下

00′00″　　01′11″　　01′31″　　01′70″

コンビーフ 4g & バリウム懸濁液 5ml 咀嚼嚥下

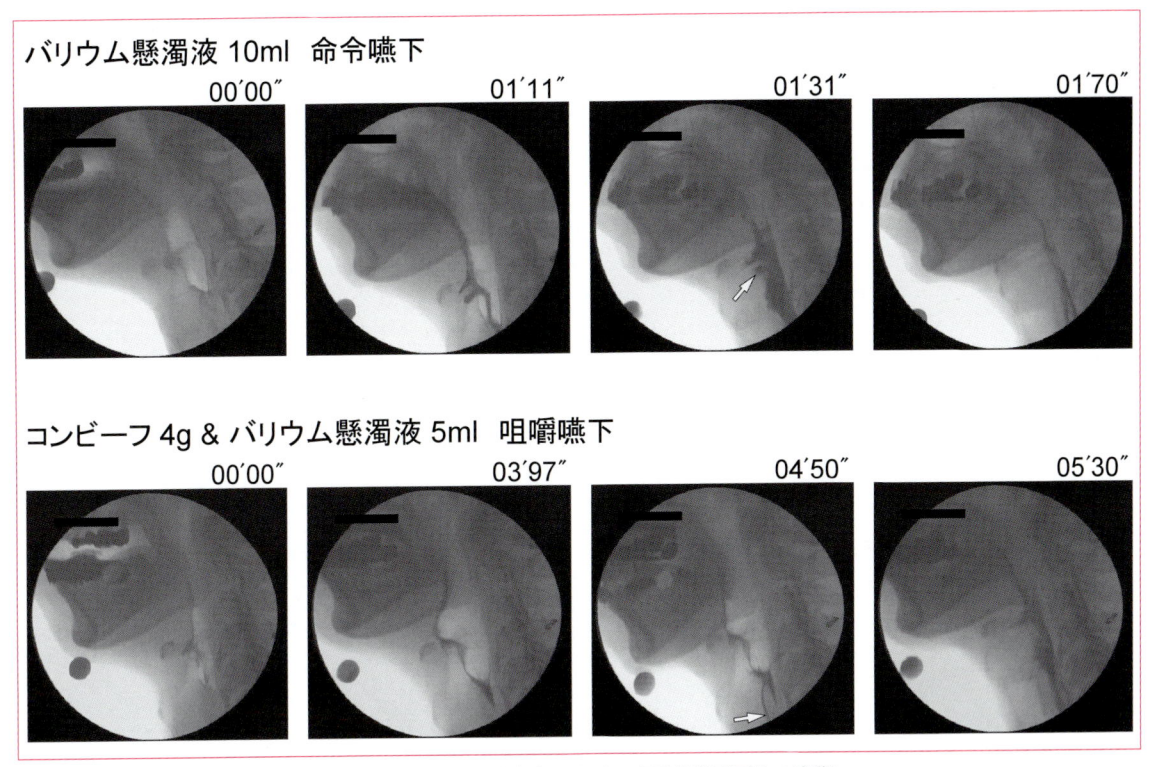

00′00″　　03′97″　　04′50″　　05′30″

図2　摂食・嚥下障害者における咀嚼負荷嚥下法の実際

68歳，男性　脳梗塞，左片麻痺　VF側面像．
　上段にバリウム懸濁液10m*l*の命令嚥下施行時の透視画像を，下段に混合物の咀嚼負荷嚥下法施行時の像を示す．画像右上の数字は，被検食物を口腔内に取り込んだ時点を基準とした経過時間を表す（単位；秒）．上段矢印は喉頭侵入を，下段矢印は誤嚥を指し示している．

る場合が多い．したがって，摂食・嚥下の評価を進める際には咀嚼負荷嚥下法を常に意識する必要がある．

□ **嚥下造影における咀嚼負荷嚥下法**

　以下に咀嚼負荷嚥下法の施行方法を紹介する．VFにおける被検食物の条件として一定に規格化されていることが重要である[7]．よって，病院で提供される食事などにバリウムを混ぜて被検食物として使用することは勧められない．この理由としては，第一にバリウムの濃度の規定が困難であり時として描出にばらつきがでてしまうこと，第二に物性が一定でないために被検者内，被検者間で比較検討が困難であることが挙げられる．

　われわれの施設では，過去の咀嚼嚥下の研究に基づきそれぞれ物性の異なる3種の被検食物，すなわちコンビーフ（半固形物），クッキー（固形物），コンビーフと液体の混合物を用いている．コンビーフは市販の缶詰製品を利用する．すりこぎとすり鉢を用いてよくすりつぶし，バリウムの粉末と懸濁液を加えて混ぜ合わせ，8gずつ分け取って準備する．クッキーは市販クッキー8g程度の量にペースト状のバリウムを表面に塗布し使用している．混合物は上記のコンビーフ4gとバリウム懸濁液5m*l*の組合せを口腔内に同時に投与して自由嚥下させる．クッキーを負荷する課題はその物性のために咀嚼機能が保たれている例に限られる．一方，すりつぶしたコンビーフは歯牙欠損および義歯不適合例にも用いることができる．クッキーもしくはコンビーフでの所見に問題がなければ，もっとも誤嚥を引き起こす可能性が高い混合物を課題として与え評価する．

　咀嚼負荷嚥下法を施行するうえで注意すべき点として，同法を施行する前に，液体やペーストの命令嚥下による，一定の嚥下機能評価を必要とする．なぜなら食塊の咽頭通過不良や嚥下反射が惹起しないような重症例に対し同法を施行すると窒

息，多量の誤嚥を引き起こす危険性があるためである．なお，命令嚥下課題において少量の誤嚥が認められた場合でも，姿勢調節などの対応で防止可能である際には引き続いて咀嚼負荷嚥下法を行うのが望ましい．

◻ **嚥下内視鏡検査における咀嚼負荷嚥下法**

VEにおいても，嚥下反射前後に観察不能となるホワイトアウト（whiteout）が存在するものの，嚥下前の食塊咽頭進行や嚥下後の咽頭残留，誤嚥の確認が可能であるため咀嚼負荷嚥下法は有用である．同法をVEにて施行する際，内視鏡の先端位置を軟口蓋より高位に設定する．すなわち画像の中心に喉頭が位置し，口蓋垂が画像下極に位置する高さが理想的である（図1下段内視鏡所見参照）．この高さに配置する利点は第一に中咽頭への食塊進行が容易に確認できること，第二に唾液など分泌物や食塊が付着しにくく良好な視野を確保できることである[8]．

現段階でわれわれの施設において，規格化されたVE評価用の被検食物はない．VEでは造影剤を用いることなく食塊の観察が可能であることから，食事摂取状況の確認に行われることが多い．よってVFとは異なり被検食物に摂取している食事を用いることが多い．VEでの咀嚼負荷嚥下法においても食塊の物性による咽頭進行の変化を考慮し，固形物または半固形物の評価と，液体との混合物の確認もしておくことが不可欠である．

◻ **咀嚼負荷嚥下法の実際**

実際の症例における咀嚼負荷嚥下法を示す（図2参照）．症例は68歳，男性，脳梗塞 左片麻痺の患者である．検査時における発症後期間は30日間で日常生活活動はほぼ自立しており，食事は調整食（きざみとろみ付食）を自己摂食していた．「普段は問題を感じないが，食事になるとむせる」という主訴があった．機会誤嚥を疑い，VFによる咀嚼負荷嚥下法を試みた．

液体の命令嚥下課題では，口腔の送り込みに対し咽頭嚥下の開始が遅く食塊が下咽頭にまで達しているものの，少量の喉頭侵入を認めたのみであった．一方，混合物の咀嚼負荷嚥下法施行時においては，咀嚼中に食塊の液体成分が下咽頭へと進行し，適切な咽頭嚥下が惹起されず，誤嚥が認められた．むせによる咳が出現したのち，口腔内の食塊が嚥下された．その後，食塊を咀嚼せずに，少量ずつ丸飲みするよう指導したところ食事時のむせは消失した．

このように食事を経口から摂食しているような嚥下機能が比較的良好な症例に対しても，適切な難易度の負荷を与えることにより障害を顕在化し，至当な対応をすることが重要である．

文　献

1) Palmer JB, Rudin NJ, Lara G, et al：Coordination of mastication and swallowing. Dysphagia 7：187-200, 1992

2) Palmer JB：Integration of oral and pharyngeal bolus propulsion：a new model for the physiology of swallowing. 日摂食嚥下リハ誌1：15-30, 1997

3) Palmer JB：Bolus aggregation in the oropharynx does not depend on gravity. Arch Phys Med Rehabil 79：691-696, 1998

4) Hiiemae KM, Palmer JB：Food transport and bolus formation during complete feeding sequences on foods of different initial consistency. Dysphagia 14：31-42, 1999

5) 武田斉子，才藤栄一，松尾浩一郎，他：食物形態が咀嚼―嚥下連関に及ぼす影響．リハ医学39：322-330, 2002

6) 松尾浩一郎，才藤栄一，武田斉子，他：咀嚼および重力が嚥下反射開始時の食塊の位置に及ぼす影響．日摂食嚥下リハ誌6：65-72, 2002

7) 馬場　尊，岡田澄子：嚥下造影．MB Med Reha 57：11-19, 2005

8) 藤井　航，馬場　尊，才藤栄一，他：ビデオ内視鏡を用いた健常例の嚥下反射運動の観察．日摂食嚥下リハ誌8：17-25, 2004

IV. リハビリテーションの実際

B. 摂食・嚥下障害に対する呼吸理学療法

神津　玲[*]　藤島　一郎[**]
こうづ　りょう　ふじしま　いちろう

- 嚥下障害患者の呼吸機能上の問題点は，随意的な咳嗽効果の低下に代表される気道防御機構の障害である．
- 嚥下障害患者に対する呼吸理学療法の目的は気道防御機構の改善あるいは補助であり，安全かつ円滑な摂食訓練の支援と誤嚥性肺炎の発症予防が大きな目標となる．
- 気道分泌物あるいは誤嚥物の排出にはハフィングが有効である．
- 従来，体位ドレナージに併用されてきた軽打法は効果が証明されておらず，有害な副作用も多いため適用すべきではない．
- 唾液誤嚥の予防には，顔面を下側に向けた側臥位や前傾側臥位（半腹臥位）などの姿勢管理が効果的である．

Key Words　嚥下障害，呼吸理学療法，呼吸練習，気道クリアランス法

はじめに

嚥下障害患者では嚥下と呼吸運動の協調性低下や，気道分泌物および誤嚥物の排出障害など，呼吸機能にも問題を生じていることが少なくない．特に，本患者群では随意的な咳嗽機能が低下しており[1]，気道防御機構に障害をきたしていることが特徴である．

呼吸理学療法とは呼吸障害に対する理学療法介入の総称を意味するものであるが，このような嚥下障害に合併する呼吸障害に対しても適応となる．気道防御機構の改善あるいは補助とともに，呼吸機能に直接的に働きかけることにより，嚥下機能にも好影響を与えることを期待して行われる．その最大の目標は，呼吸機能の向上あるいは呼吸状態の安定化による安全な摂食訓練の支援，誤嚥性肺炎の予防と治療への貢献であり，軽症から重症例まで多くの患者が適応となる．本稿では呼吸練習，気道クリアランス法，姿勢管理について，高齢の嚥下障害患者をおもな対象としてその方法論について概説する．

□ 呼吸理学療法の適応

嚥下障害における呼吸理学療法は，①呼吸および嚥下機能の向上を目的とする場合，②誤嚥性肺炎の発症あるいは増悪予防を目的とする場合，の大きく2つに分けることができる．前者は日常の練習として行われるものであり，軽症から重症例までほとんどの患者が対象となる．それに対し後者では，重症例が中心であり，気道分泌物が多い症例，嚥下造影検査時のバリウム，食物などの誤嚥および誤嚥性肺炎発症時が適応となる．

すべての嚥下障害患者に対して呼吸理学療法をやみくもに介入しても効果を得ることはできない．その適応を慎重に吟味してから導入することで，はじめて一定の臨床効果が期待できる．

□ 呼吸理学療法の目的とその方法論[2,3]

1. 呼吸機能の向上（呼吸練習）

嚥下障害における呼吸練習の意義は，呼吸運動のコントロール，呼吸と嚥下の協調性の向上，換気の改善である．代表的な方法は，口すぼめ呼吸と深呼吸である．ほとんどの嚥下障害患者に適応となり，かつ有用であるとされる．

口すぼめ呼吸は，口をすぼめてゆっくりと呼気を行う呼吸法であり，呼吸のコントロールに有用である．この呼吸法によって，軟口蓋が挙上し，鼻咽腔の閉鎖が確認されている[4]．鼻咽腔の閉鎖機能を強化するとともに，口唇の運動練習にも役立つ．鼻咽腔閉鎖不全や球麻痺症例などがよい適応となる．また，深呼吸は随意的にゆっくりとした大きな吸気を胸郭の十分な拡張とともに行った後，長く呼出するものであり，嚥下障害ではリラクセー

---

[*] 長崎大学医学部・歯学部附属病院　リハビリテーション部　[**] 聖隷三方原病院　リハビリテーションセンター長

ションや気道分泌物排出の促進，咳嗽時に必要な十分な吸気量の確保，胸郭拡張の増大，随意的な呼吸のコントロールを目的とする．腹式呼吸のように呼吸運動の強調部位は特に限定させない．

2．気道分泌物・誤嚥物の排出（気道クリアランス法）

肺内に貯留している気道分泌物の排出を促す方法であり，気道内に分泌物が貯留している場合に限って適応される．気道分泌物が貯留しているか否か，中枢気道か末梢肺領域か，どの肺野にあるかなどを必ず評価し，適応とアプローチの方法を決定する．

比較的中枢の気道に貯留する分泌物の排出には咳嗽やハフィング（huffing）または気管内吸引で対応するが，末梢肺領域に貯留する場合には体位ドレナージが必要となる．

1）（随意的な）咳嗽

嚥下障害患者では唾液や食物が喉頭侵入さらには誤嚥をきたしたときには，有効な咳嗽を行い，それを排出する必要がある．普段から意識した練習によって咳嗽能力を高めることはたいへん重要である．気道分泌物の多い患者や，気管切開がなされている場合でも同様である．

2）ハフィング

嚥下障害患者では随意的な咳嗽能力が低下しているため，その効果が期待できない場合も多く，その場合の代用手技・補助である．ゆっくりとした吸気の後，口と声門を開き声を出さないようにしながら「ハーッ」と強く最後まで呼出させるものであり，嚥下障害患者では特に有用な方法である．

ハフィングは，呼気時に気道が収縮し，気道分泌物を強い呼気流速によって押し出す効果がある．また，効果的に作用すれば咳嗽の誘発にもつながる．特に咽頭残留物の除去には咳嗽よりも効果的である．食後の定期的な実施も有用であり，日頃の練習によって習得させておきたい手技である．

3）体位ドレナージ

分泌物貯留部位が上側になることで重力の作用によりその誘導排出を期待する方法であり，通常は咳嗽や吸引で除去しえない貯留分泌物を中枢気道まで移動させることを目的とする．分泌物に流動性が保たれていれば，排痰体位のみでも末梢の分泌物を移動・排出させることが可能であるが，比較的時間を要することが多い．それを促す目的で，排痰体位の保持のもと，徒手的な排痰手技を併用する．

従来併用されてきた代表的な手技であるタッピング（正式には軽打法 percussion あるいは clapping という）は，胸壁を介した分泌物の振るい落とし効果を作用原理とするものである．しかし，体位ドレナージとの併用効果は証明されておらず，不整脈，痛み，皮下出血，肋骨骨折，低酸素血症などの有害な合併症をきたすことが報告されているため，適用する利点はないものと考える．

最近では徒手的呼吸介助手技またはスクイージング（squeezing）といった，分泌物の貯留部位に相当する胸壁上を呼気時に圧迫し，吸気時に解放する方法が用いられている．その作用機序は呼気時に胸壁を圧迫することで換気を改善するとともに呼気気流を増加させ，分泌物の押し出し効果を図るものである．軽打法と比較して侵襲が少なく，分泌物の移動・排出に有効に作用するとされる．

☐ 唾液誤嚥の予防（体位変換と姿勢管理）

摂食中の誤嚥の予防には細心の注意が払われているが，それ以外でも唾液を誤嚥している危険性を意識する必要がある．特に脳血管障害急性期，意識障害の合併，睡眠時などでは咳嗽反射が低下し，唾液を誤嚥，ひいては誤嚥性肺炎を発症する危険性が高い．日頃から口腔ケアの実施とともに，唾液誤嚥の予防を意識した姿勢管理を行う必要もある．

唾液誤嚥の予防のために有効な姿勢は，側臥位や前傾側臥位（半腹臥位）などである．その際，唾液が口腔外に流出するように顔面をやや下側に向ける．これらは，患者の状態に応じて体位変換プログラムに組み入れる．気管切開や誤嚥性肺炎など，気道分泌物貯留が多い場合は排痰を促す意味からも体位変換は特に重要であることを強調したい．

文　献

1）神津　玲，藤島一郎，小島千枝子，他：嚥下障害を合併する肺炎患者の臨床的特徴と嚥下リハビリテーションの成績．日本呼吸管理学会誌 9：293-298，2000

2）神津　玲：肺理学療法．藤島一郎（編著）：よくわかる嚥下障害，改訂第 2 版，pp 189-201，永

井書店，大阪，2005

3）俵　祐一，朝井政治：呼吸理学療法．藤島一郎（編著）：ナースのための摂食・嚥下障害ガイドブック，pp 148-159，中央法規出版，東京，2005

4）佐野裕子，黒澤　一，上月正博：口すぼめ呼吸における鼻咽頭閉鎖機構について．第10回日本摂食・嚥下リハビリテーション学会学術大会プログラム・抄録集：174，2004

IV. リハビリテーションの実際

C．摂食・嚥下障害に対する間接訓練

岡田　澄子*

- 間接訓練は食物を用いず，運動や刺激を加えて「機能を改善させる」訓練である．
- 患者の病態とニーズを把握し，重要度の高い訓練から開始する．
- 各訓練法がもたらす効果を十分に理解し，目的にあった訓練を必要量，集中的に行う．
- バイオフィードバックを取り入れることで，訓練効率を上げることができる．

Key Words　間接訓練，要素的訓練，優先順位，訓練効果，バイオフィードバック

□ 摂食・嚥下リハビリテーションにおける間接訓練

　間接訓練（indirect therapy）は，障害された嚥下器官への刺激や運動により，食物を用いずに各器官の機能や運動の協調性を改善させる訓練である．経口摂取を開始し，レベルアップさせていくためには重要であり，摂食・嚥下リハビリテーションのなかでも直接訓練と並んで大きな部分を占める．

　間接訓練は，「首や口の体操」といった準備体操的なものから，障害された特定の筋群や機能に働きかける要素的な訓練までを含む．食事の前の準備体操として嚥下関連器官に総合的に働きかける訓練[1,2]は，覚醒度を高め，唾液分泌を促すなど食事時の誤嚥防止効果が期待でき，グループ訓練や自主訓練として行うのに適している．しかし，嚥下に関与する各器官の機能を高めて嚥下能力を改善させるためには，各器官の障害の状態に応じて個別に集中的に働きかける訓練が必要である．ここでは後者の要素的な間接訓練に的を絞り，訓練の実際について述べたい．

□ 効果的な訓練を行うために

1．優先順位

　間接訓練の第一段階は，病態を詳細に評価し，病態に応じた訓練手技を選択することである．各病態と訓練法の対応を表1[3]に示す．摂食・嚥下障害者は，口唇閉鎖不良，送り込み不良，嚥下反射の惹起低下など，複数の機能障害を有する場合が多い．限られた時間と耐久力のなかでより効果を挙げるためには，複数の訓練を同時進行させるのではなく，ターゲットを絞り一定期間集中的に行うことが大切である．重要度の高い訓練をまず集中的に行い，機能の改善が見られたら次の訓練へ進む．誤嚥性肺炎を起こさないことが最優先課題であるため，諸検査の結果から誤嚥の直接原因になっている問題（喉頭・舌骨運動不良や喉頭閉鎖不全，咳嗽困難など）をみきわめ，重要度の高い訓練から開始する．ある程度，改善がみられたら次の訓練へ進む．

2．訓練回数，期間

　間接訓練は運動訓練が主である．運動訓練の強度や刺激の回数，訓練期間を決定するためには，摂食・嚥下障害の病態評価に加え，舌骨上下筋群の筋緊張や舌の硬さ，挙上範囲など，ターゲットとする器官の詳細な機能評価が不可欠である．口唇や舌などの運動訓練では，筋力に応じて，運動訓練の方法（抵抗運動か，自動運動かなど）負荷量，訓練量を個別に決定する．過度な疲労をおこさないよう注意しながら十分な訓練量を確保する．訓練中も訓練効果や状態変化を的確に捉えて，強度や内容を適宜見直すことが大切である．

□ 訓練法の実際

　表1に見るように，それぞれの機能障害に対応する数多くの間接訓練が存在する．ここでは口腔・咽頭期の改善に重要な舌の訓練と咽頭期障害に対する訓練のうち代表的な間接訓練を最近の知見を加えて述べる．

---

* 藤田保健衛生大学医療科学部　リハビリテーション学科

表1　摂食・嚥下障害の病態と間接訓練

	病　態	原　因	適応となる間接訓練の例
準備期・口腔期	咀嚼困難 取り込み障害 取りこぼし 食塊形成困難	歯牙欠損・義歯不適合 咀嚼筋群の筋力低下/協調運動障害 舌運動障害・感覚障害 口唇閉鎖不良・感覚障害	口唇・舌の訓練 開口-閉口訓練 口腔内-舌への感覚刺激 構音訓練　咀嚼訓練
口腔期・咽頭期	送り込み障害 誤嚥	舌運動障害 口腔内の感覚障害	口唇・舌の訓練 構音訓練
咽頭期	誤嚥 鼻腔・口腔逆流	嚥下反射惹起の低下/消失 喉頭挙上不良 呼吸コントロール不良 咽頭収縮不良 喉頭閉鎖不良 食道入口部開大不良 鼻咽腔閉鎖不良	冷圧刺激法（Thermal tactile stimulation） 舌の訓練（舌尖，舌根部，Tongue holding） 呼吸訓練　発声訓練 喉頭周囲筋群のストレッチ Head raising exercise（シャキア法） 嚥下手技獲得訓練* バルーン食道拡張法 軟口蓋挙上訓練
	誤嚥物喀出困難	咳嗽反射の低下/消失 呼気筋の筋力低下	咳嗽訓練　呼吸訓練 発声訓練
その他			頸部可動域拡大訓練　姿勢保持 座位安定　体力増強　ほか

*直接訓練で用いる頸部回旋法，supraglottic swallow など

（岡田澄子：間接訓練，清水充子（ed）.摂食・嚥下障害，pp.69-74，建帛社，東京，2004[3]より）

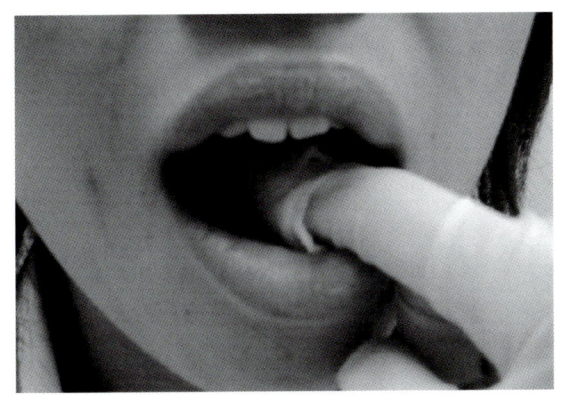

図1　舌背挙上訓練
湿らせたガーゼを指に巻き，舌背に抵抗を加えながら挙上を促す．自主訓練の際にはスプーンの背を用いてもよい．

1．舌背挙上訓練

舌運動は送り込み，咀嚼など口腔準備期のみでなく咽頭期にも密接に関係している．提舌や左右運動といった粗大運動の運動範囲を拡大することも大切であるが，舌尖，舌背を挙上させることは直接的に嚥下に関わる運動であり重要度が高い．できるだけ早期から訓練を開始するとよい．

1）方法
図1のようにスプーンの背や指を患者の舌背に置き，軽く押す．その力に抵抗して舌を持ち上げ，1〜2秒間保持させる．筋力に応じて負荷を調整する．

2）効果
内舌筋を強化し舌の操作性を改善する．舌ー口蓋を圧着させ，食物の送り込み，嚥下時の口腔内圧の上昇，舌根後退運動を促し咽頭内圧を上げる効果もある．

2．舌尖挙上訓練

舌尖挙上は，口腔内での食物の送り込みと嚥下運動の開始に際してのアンカー（錨）となるなど重要な役割を果たしている．しかし，提舌や左右運動よりも難易度が高く困難な場合が少なくない．粗大運動が可能となった時点で開始する．

1）方法
開口した状態で舌尖を上顎前歯の歯茎部に付け，そのまま1秒から数秒間できるだけ強く押しつける．下顎との共同運動が出る場合には，バイトブロックや割り箸にガーゼを巻き付けたものを臼歯で嚙んでもらい，下顎を開口位に固定したまま行

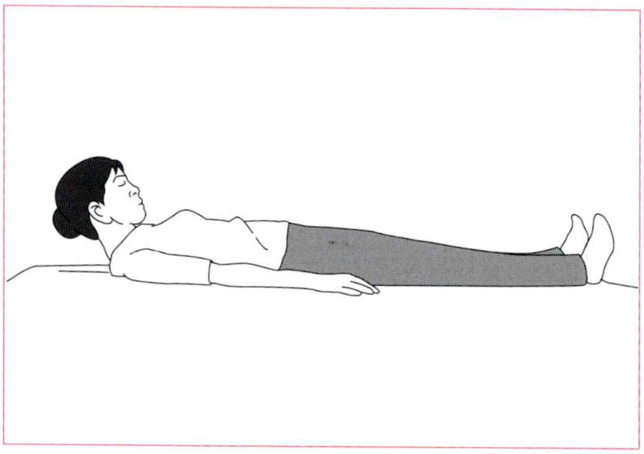

図2 Head raising exercise の方法
両肩を付けたまま，つま先を見るように頭を上げる．舌骨上筋群を意識するよう促すと，正しい姿勢が取りやすい．

うとよい．

ある程度挙上が可能となった段階で，舌尖を挙上させた状態で閉口して嚥下する訓練を行う．

2）効果

口腔内の送り込みを改善させ，口腔内残渣を減少させる．

嚥下時に舌尖が挙上することにより，舌根部の圧が上昇し[4]，咽頭残留を減少させる効果がある．

3．Head raising exercise（シャキア訓練法）

舌骨上筋群を強化し，舌骨・喉頭の可動性を改善させる訓練である．食道入口部の開大が不良で，咽頭残留がある場合，さらに残留物を誤嚥してしまう場合に有効である．

1）方法

①ベッドまたは床の上で仰臥位をとり，両肩を付けたまま，足の爪先を見るように頭部のみを挙上する（図2）．②頭部を挙上させたまま1分維持し，1分間のインターバルをおいて3回繰り返す．③その後，頭部を上げる動作を30回繰り返す．これを1セットとし，1日3回行う．

2）効果

健常高齢者および摂食・嚥下障害患者両者の検討で，舌骨上筋群を強化し，喉頭の前方運動および食道入口部開大を改善させる効果が確認されている[5,6]．

易疲労性や筋力低下のために1分間の持続や30回連続挙上が困難な場合は，無理のない範囲で開始し，徐々に時間・回数を増加させる．重篤な頸椎症など頸部運動に危険がある場合や心臓疾患などで過度の負荷が禁止されている場合は注意が必要である．

4．冷圧刺激法[7]（Thermal tactile stimulation：TTS）

嚥下反射の惹起性が低下している患者に嚥下反射を誘発させる手技である．嚥下反射誘発手技には，吸てつ[7]や前頸部のマッサージなど複数あるが，このTTSは喉頭挙上の持続時間を延長すること，すなわちしっかりとした嚥下運動を起こす効果もあり，喉頭可動域が低下している場合や舌骨・喉頭運動の持続時間が短縮している場合の関連筋群の強化に有用である．また，食物を用いずに嚥下反射を惹起させ，嚥下手技を安全に練習する手段として用いることができる．

1）方法

①患者に開口してもらい，②レモン水に浸して凍らせた綿棒や，レモン水で冷やした間接喉頭鏡などで，前口蓋弓を軽く圧迫しながら擦る．③数回刺激後，閉口し空嚥下をしてもらう．

2）効果

刺激直後に嚥下反射を惹起させる効果，および喉頭挙上の持続時間を延長させる効果がある．繰り返し刺激をし嚥下運動を何度も行わせ，喉頭挙上筋群の筋力と協調性を改善させる効果がある．

これまでは，嚥下反射誘発部位の感受性をあげ，嚥下反射の惹起性を改善させると考えられており，依然多くのテキストには「嚥下反射を改善させる」と書かれている．しかし，近年この方法について詳細に検討がなされ，刺激直後は嚥下反射惹起時間が早まるが，2回目以降の反射惹起には影響しないこと[8,9]，冷刺激のみでは嚥下反射惹起効果は十分ではなく，圧刺激と味覚刺激（酸味・辛み）の複合刺激が有効であること[8]が明らかになってきた．すなわち，嚥下反射の惹起性を長期的に改善させる効果は，現在のところ確認されていない．

□ 間接訓練―最近の動向とこれから―

近年，間接訓練にバイオフィードバックを用いた報告[10〜13]が見られるようになり，わが国においても注目されてきている．表面筋電図や内視鏡，舌圧計などがその代表的なものである．たとえば，表面筋電図を用いてメンデルゾーン手技（Mendelsohn maneuver）の際の喉頭挙上筋群の活動をフィードバックしたり[10]，喉頭内視鏡を用いて披裂の内転や声門閉鎖を強化する[11]などさまざまな方法

が報告されており，その有効性が証明されている．目に見えない嚥下運動を可視化して患者に示すことにより，運動の学習がスムーズに進み，短期間に効果を上げることができる．今後，積極的に間接訓練に取り入れていくことが望まれる．

おわりに

この10年あまり，多くのテキストが発刊され，多くの雑誌が特集を組むなど，摂食・嚥下訓練の知識は非常に手に入れやすくなった．しかし，真に効果的な訓練を行うためには知識だけでは不十分であり，患者の病態を的確に把握し，それぞれの患者に「今もっとも必要な訓練は何か」「実施している訓練は効果があるか」を見きわめることが必要である．最近，訓練手技に対する検証も行われつつあり，その効果や改善機序が従来考えられてきたものと異なる結果も報告されている．常に，病態や訓練効果を的確に捉える目をもち，新しい知識を取り入れる努力を惜しまずにとり組みたいものである．

文献

1) 山本弘子：食べリハ体操，高齢者の口腔ケア実践マニュアル，日本口腔保健協会，2004

2) 藤島一郎：脳卒中の摂食・嚥下障害，医歯薬出版，東京，1993

3) 岡田澄子：間接訓練，清水充子（ed）．摂食・嚥下障害，pp. 69-74, 建帛社，東京，2004

4) 大前由紀雄，小倉雅実，唐帆健浩，他：舌前半部におけるアンカー機能の嚥下機能に及ぼす影響．耳鼻と臨床 44巻3号，301-304, 1998

5) Shaker R, Easterling C, Kern M, et al：Rehabilitation of swallowing by exercise in tube-fed patients with pharyngeal dysphagia secondary to abnormal UES opening. Gastroenterology 122：1314-1321, 2002

6) Shaker R, Kern M, Bardan E, et al：Augmentation of deglutitive upper esophageal sphincter opening in the elderly by exercise. Am J Physiol 272：G 1518-1522, 1997

7) Logemann JA：Evaluation and treatment of swallowing disorders, PRO-ED, Inc., 1998

8) Lazzara G, Lazarus C, Logemann JA：Impact of thermal stimulation on the triggering of the swallowing reflex. Dysphagia 1：73-77, 1986

9) Sciortino KF, Liss JM, Case JM, et al：Effects of mechanical, Cold, gustatory, and combined stimulation to human anterior faucial pillars. Dysphagia 18：16-26, 2003

10) Crary MA, Carnaby Mann GD, Groher ME, et al：Functional benefits of dysphagia therapy using adjunctive sEMG biofeedback. Dysphagia 19：160-164, 2004

11) 寺尾幸子，岡田澄子，重田律子，他：嚥下機能再建術後のリハビリテーションを施行した一例，―フィードバックを重視した訓練を中心に―，第5回日本言語聴覚士協会総会，日本言語聴覚学会抄録集，25, 2004

12) Huckabee ML, Cannito MP：Outcomes of swallowing rehabilitation in chronic brainstem dysphagia：A retrospective evaluation. Dysphagia 14：93-109, 1999

13) Bryant M：Biofeedback in the treatment of a selected dysphagic patient. Dysphagia 6：140-144, 1991

IV．リハビリテーションの実際

D．摂食・嚥下障害に対する直接訓練

清水　充子*

- 直接訓練は食物を用いて行う訓練法で，摂食訓練とも呼ぶ．
- 脳卒中などの発症の急性期からの導入には慎重を期する必要がある．
- いずれの場合もリスク管理を的確にしながら進めることが肝要である．
- 多職種の協働によるチームアプローチが功を奏するキーポイントである．

Key Words 段階的摂食訓練，食物形態，摂食姿勢，嚥下法，リスク管理，チームアプローチ

□ 直接訓練とは

実際に食物を用い食べることを通してその機能向上を図る訓練の総称で，摂食訓練，direct therapy とも呼ばれる．嚥下反射が確立した段階から導入し，患者それぞれの摂食・嚥下機能に合った形態の食物を用い，より安全に摂食できる姿勢や一口の量，嚥下法などについて工夫をする．口腔器官の筋力低下や感覚異常がある場合は，それらの改善を図る間接訓練と並行して行うことでより効果を上げることができる．訓練は安全性に留意して遂行し，機能の向上がみられたら適宜ステップアップを進める[1]．

□ 直接訓練の適応・評価結果からの判断

1．急性期以降の導入

脳卒中などの原疾患の進行がなく，全身状態が安定した段階から直接訓練を導入する．本誌19～41頁を参考に表1に示す条件を評価し，摂食訓練の開始を検討する．障害が重度で誤嚥の危険性が高い場合は，間接訓練のみから行い，経過をみて直接訓練を導入する．

また，原疾患の重症度が重い場合や高齢者では，いったん訓練を開始した後でも全身状態に注意を払いながら訓練を進め，意識，覚醒や呼吸状態などに危険サインが見られる場合は訓練の休止，段階を下げるなどの対応を迅速に行うことが肝要である．

2．すでに経口摂取を始めている場合の判断

リハビリテーション病院や療養病院，老人保健施設などでは，すでに経口摂取を開始している患者を受け入れる場合が多い．その際も上記のような危険サインや食事の際の覚醒状態に注意を払い，各ケースの機能に応じて以下に示す訓練の実際に沿い経口摂取を進める．

3．各評価結果からの訓練法・訓練条件の選択

各器官の機能をみる基礎検査や嚥下造影などによる精密検査により判断された，障害期や各器官の障害状態に応じて訓練法を選択する（表2参照）．

安全な摂食場面の設定は，摂食時の姿勢，適す

表1　直接訓練の開始基準
脳卒中急性期以降など，禁食を脱した時期からの判断

1) 意識レベルが清明か覚醒（JCSで0～1桁）している．浅眠がちでも食事をすることが意識でき，指示に従えればよい．
2) 全身状態が安定している．重篤な心疾患，消化器合併症，痰のからみなどがない．発熱時は呼吸器感染を除き，食欲があれば試みて可．
3) 脳卒中の進行がないこと．特に急性期の数日間は観察が必要．
4) 飲水試験（3 ml）で嚥下反射を認める*．
5) 十分な咳（随意性または反射性）ができる．
6) 著しい舌運動，喉頭運動の低下がない．

注*：水ではむせが見られても，トロミをつければむせない場合や唾液の確実な嚥下が可能であればよい．

（塚本芳久，他：急性期嚥下障害へのアプローチ．臨床リハ 14(8)：721-724, 1995, 近藤克則，他：急性期脳卒中患者に対する段階的嚥下訓練．総合リハ 16：19-25, 1988 より引用一部改変）

*埼玉県総合リハビリテーションセンター　言語聴覚科

表2 障害状態と直接訓練内容の選択

	障害背景	症状	直接訓練・対応の工夫	食物形態
先行期障害	覚醒レベルが低い	摂食の意識が持てない	嚥下体操や口腔の冷却刺激等，間接訓練で覚醒の向上を図る．浮動性がある場合は良いときに摂食する．	味や香りがはっきりしたもの，好みのものを用いる．
	認知の障害	食物の認知が悪い	認知しやすい位置に器を置く．	
	上肢機能の障害	口へ運ぶ途中でこぼれる	セッティングの工夫	あまり細かくないもの・準備期以降に問題があれば併せて調整する．
		食器をおさえられない	食器，食具の工夫	
		食具（スプーンなど）が持ちにくい	食具の工夫	
	座位保持の障害	拘縮，失調等により座位保持困難	安定の良いリクライニング位の工夫・介助による摂食	
準備期・口腔期障害	歯牙欠損，義歯不適合	咀嚼困難	歯科治療を進める．	咀嚼機能不全に合わせた形態：咀嚼・食塊形成・移送不全を助ける形態
	舌・頬・顎・口唇の運動障害	咀嚼困難・不全 口唇閉鎖困難・不全 口腔内移送困難	・間接訓練に加え模擬食品（図1）で咀嚼訓練 ・症状にあわせて，口腔内移送を助けるリクライニング位の調整 ・下顎の挙上，口唇閉鎖の介助（図4）	
咽頭期障害	嚥下反射の遅延	嚥下前誤嚥：嚥下反射惹起前に咽頭流入し誤嚥が引き起こされる．飲み込む前にむせがみられる．湿性嗄声がみられる．	think swallow, supraglottic swallow, 一口量の調整・食器（特に水分摂取）の工夫	・水分には症状に合わせてトロミ付けやゼリー摂取の工夫をする． ・固形物の水分含有に留意
	喉頭挙上・閉鎖不全	嚥下中誤嚥：飲み込みと同時または直後にむせ，湿性嗄声がみられる．		
	喉頭挙上・閉鎖不全，咽頭収縮不全，咽頭残留	嚥下後誤嚥：嚥下後に誤嚥，むせ，湿性嗄声がみられる．	上記に加え，複数回嚥下，必要に応じて横向き嚥下	

（岡田澄子：障害の状態に応じた摂食・嚥下リハビリテーション．n-Books 4 嚥下リハビリテーションと口腔ケア，pp. 59-79，メヂカルフレンド社，東京，2001より引用改変）

る食物の形態，適切な一口量，効果的な嚥下法について，誤嚥などのトラブルを可能な限り起こさない「安全範囲」を守って選定する．必要な場合は，食器や食具（スプーン，箸など），テーブルセッティングも工夫する．症状が重いほど複数の条件を調整し，慎重に設定することが必要である．

咀嚼・嚥下機能に合わせた，適切な形態の食物が提供されることは，摂食訓練に必要不可欠な条件である．さらに経口摂取を主とする際に適応する形態の献立が提供されない場合は，摂食しにくく患者に不要な努力やむせなどの苦痛が強いられ，機能向上が図られないばかりでなく，誤嚥や窒息を起こしやすく危険である．

また，訓練遂行期間中は，働きかけによる改善を再評価して訓練の段階をアップさせてゆく．適切な姿勢の工夫は理学療法士に，上肢の機能に合

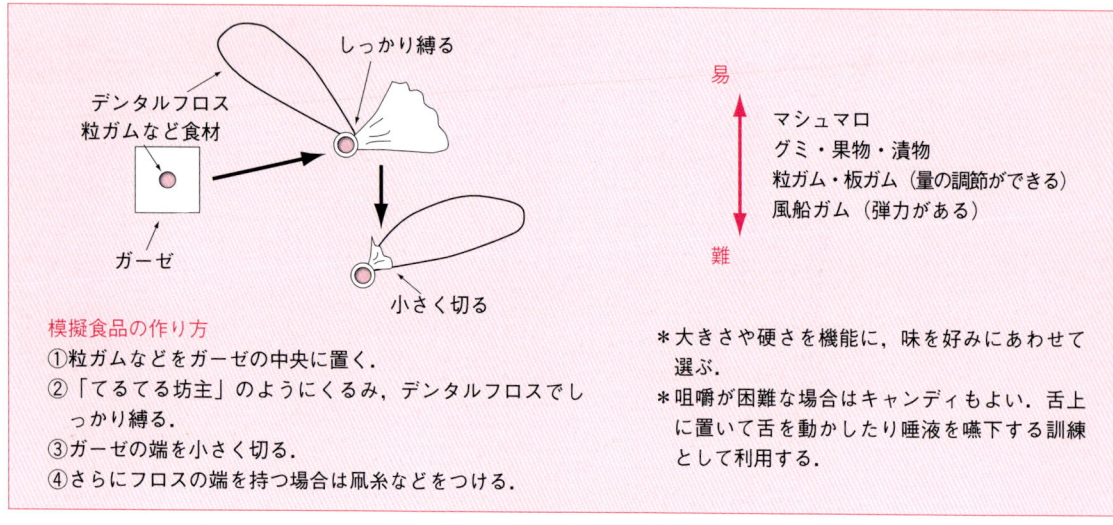

図1 咀嚼訓練用模擬食品

模擬食品の作り方
① 粒ガムなどをガーゼの中央に置く．
②「てるてる坊主」のようにくるみ，デンタルフロスでしっかり縛る．
③ ガーゼの端を小さく切る．
④ さらにフロスの端を持つ場合は凧糸などをつける．

易 ↕ 難
マシュマロ
グミ・果物・漬物
粒ガム・板ガム（量の調節ができる）
風船ガム（弾力がある）

＊大きさや硬さを機能に，味を好みにあわせて選ぶ．
＊咀嚼が困難な場合はキャンディもよい．舌上に置いて舌を動かしたり唾液を嚥下する訓練として利用する．

わせたセッティングや自助具の工夫は作業療法士に相談し，協力を得るとよい．

□ 直接訓練の実際

具体的な条件の設定や訓練法を障害期ごとに以下に示す．症状に合わせて必要な側面の項目を選択して遂行する．

1．先行期障害への対応

1）覚醒レベルが低い場合

直接訓練の開始基準に述べたように，覚醒がはっきりせず摂食の意識が持てない場合に無理に経口摂取を促すことは危険である．その際は，危険性の低い間接訓練を導入し，併せて覚醒の向上を図ることとする．しかし，評価で嚥下反射の確立や安全姿勢などの確認がとれているのに，1日の内で覚醒状態が浮動する場合は，良い状態のときに安全条件を守って経口摂取を試みることから始めてみる．

2）認知の障害が大きい場合

上記1）のように，安全条件が確認されているのに認知が悪いために経口摂取が滞る場合は，認知しやすい位置に器を置く，器の中に注意を向けるよう適宜声をかけてみるなどの方法を試みる．また，味や香りがはっきりしている食物を選び，そのことをことばにして伝え，応答をみながら訓練を進める．さらに，選択できれば，本人の好みの食材を使うこともことも改善の鍵となることがある．

3）上肢・体幹機能の障害

上肢・体幹失調や片麻痺がある場合は，口へ運ぶまでの運動，動作に制限があり，口に入れる前（捕食時）にこぼれてしまうことがある．テーブルと椅子の高さやセッティングの工夫をすること，使いやすい食器，食具の工夫をすることで安定を図る．また，口腔・咽頭の機能と照合して，適当であればある程度形態があるもののほうが捕食しやすいことがある．

4）座位保持が困難で誤嚥の危険性が高い場合

全身の麻痺や拘縮の状態および失調症状などにより，姿勢保持が困難な場合は，リクライニング車椅子やベッド上で安定できる姿勢保持の工夫がさらに必要である．上肢にも失調症状が強い場合は介助にて摂取し安全を確保する．

2．準備期・口腔期障害への対応

1）摂食姿勢

舌や口唇の可動性が乏しく，食塊の形成や口腔内の移送が困難な場合は，ベッドや車椅子の背もたれを倒したリクライニング位をとり，口腔内にも働く重力を利用して移送を助ける方法がある．口腔内移送困難の状態に合わせてリクライニングの角度を調整する．もっとも重度の場合は上半身を床面から30度上げ，図2に示す重力利用をした姿勢をとるとよい．ただし，約70度以上倒す場合は通常のリクライニング車椅子では股関節の角度が開いて安定が悪く，身体が下へずり落ちるようになるので，ティルト式の車椅子かベッドを用い

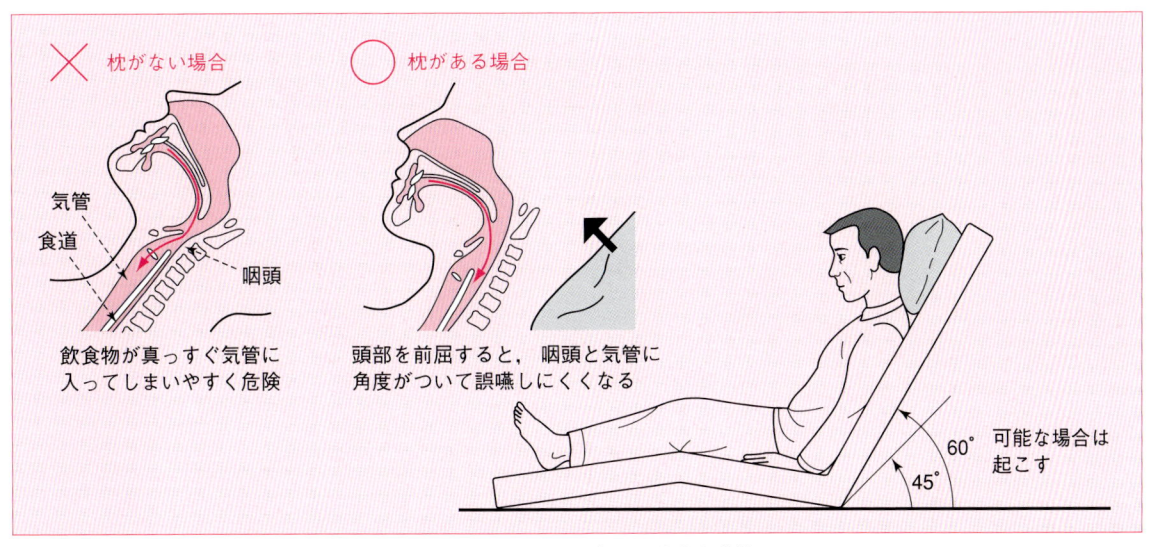

図2　リクライニング位30度安全姿勢
（清水充子：嚥下訓練・摂食訓練．MB Med Reha No.57：42, 2005 より引用一部改変）

|柔らかい，まとまりやすい
わずかな力でも咀嚼しやすい
粘らない，性状が均質|
|---|

ゼリー寄せ，テリーヌ，パテ，ムース，にこごり
ポテト，かぼちゃのマッシュサラダ
あんかけ（中華風，和風），とろろ和え
フランス料理風のまろやかなソースかけ
マグロのたたき，中落ち，鯵・鰯のたたき
卵豆腐，茶碗蒸し
柔らかい洋なし・柿・マンゴー，ゼラチンゼリー

図3　準備期・口腔期障害に適する食形態の例
（清水充子：直接訓練の一般的事項，日本嚥下障害臨床研究会監修，嚥下障害の臨床，p.238, 医歯薬出版，東京，1998 より引用一部改変）

るとよい．
　また，上半身を倒した際には本人が食卓を見ることが困難なため，介助にての摂食となる．いずれの場合も上半身は倒しても頸部を少し前突・前屈させ，誤嚥を防ぐよう配慮する．
　機能が良い場合，あるいは改善が見られた場合は30度まで倒す必要はなく，症状に応じて起こした姿勢をとる．上体を起こしたほうが本人が食卓を見て確かめることができ，また口へ運ぶ動作もしやすくなる．

　2）食物形態
　咀嚼や食塊形成，口腔内の移送の困難を補う形のものが適する．病院などの給食ではマンパワーの制限からいわゆる「刻み食」が用いられることが多いが，食塊形成をしにくい口中ではそれらは散らばってしまうことが多く，そのまま嚥下されるとむせを引き起こす原因ともなりかねない．また，そのように無理をした嚥下を繰り返すことは決して訓練とはなりがたい．可能であれば図3に示すような制限された咀嚼・食塊形成機能で口腔内移送が可能な食材，あんかけなどの調理の工夫を加えた献立を選定する．咽頭期障害を合併している場合や口腔保持不良例には，水分の含有にも留意する．

　3）一口量，摂食方法，食具
　安全，確実に咀嚼，食塊形成ができる一口量を用いる．咽頭期障害を合併している場合は，誤嚥を避けるために特に注意が必要である．口腔内移送の不良を補おうとして，患者本人がたくさんの食物を詰め込むように摂取しようとすることがあるが，咽頭期障害がある場合は危険である．食物形態や摂食姿勢が適していれば，それらが移送を助けることになるため，たくさん頬張ることなく，咀嚼・移送機能を向上させる訓練的な摂食が可能となるはずである．
　下顎の挙上力や口唇の閉鎖力が低下しているために，取りこんだ食物が口唇からこぼれ，それに続けての咀嚼・移送がしにくい場合は，下顎の挙上と口唇の閉鎖を介助することが適する場合もあ

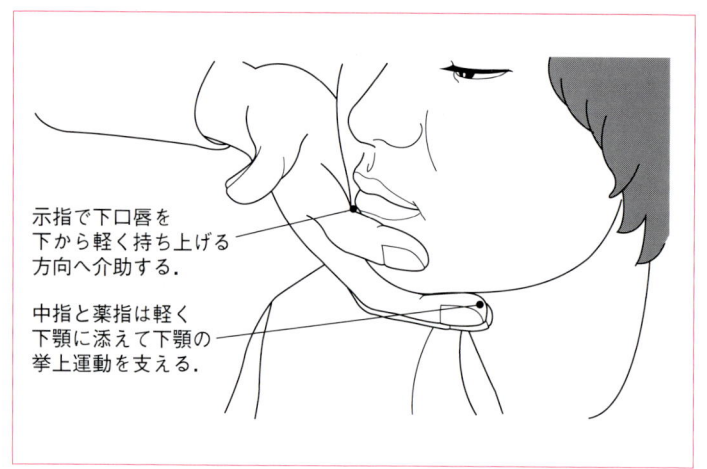

図4 口唇と下顎の閉鎖を助ける介助方法
（清水充子：直接訓練，清水充子編著，摂食・嚥下障害，84，建帛社，東京，2004より引用）

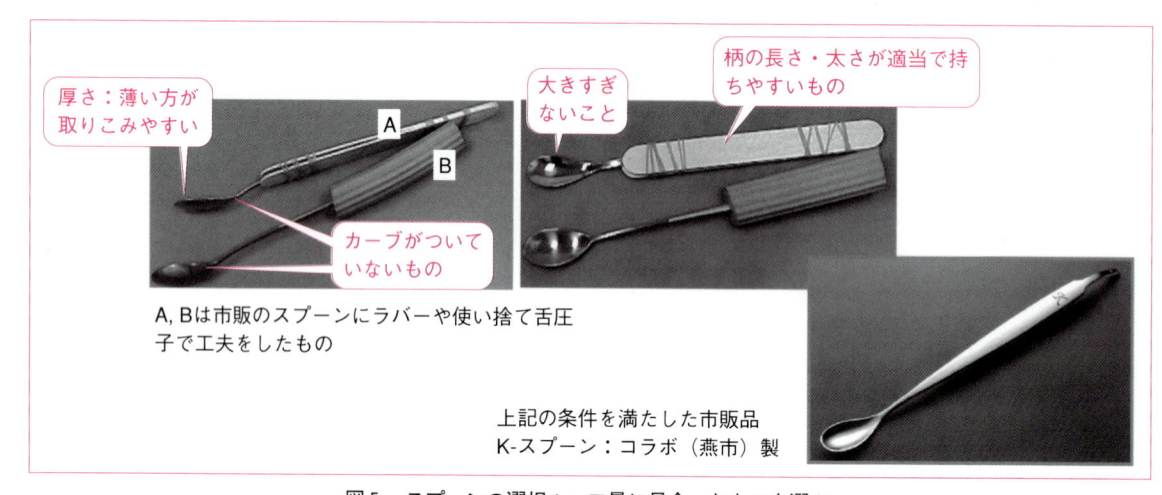

示指で下口唇を下から軽く持ち上げる方向へ介助する．

中指と薬指は軽く下顎に添えて下顎の挙上運動を支える．

厚さ：薄い方が取りこみやすい

大きすぎないこと

柄の長さ・太さが適当で持ちやすいもの

カーブがついていないもの

A, Bは市販のスプーンにラバーや使い捨て舌圧子で工夫をしたもの

上記の条件を満たした市販品
K-スプーン：コラボ（燕市）製

図5 スプーンの選択：一口量に見合ったものを選ぶ
（清水充子：嚥下訓練・摂食訓練．MB Med Reha No.57：48，2005より引用一部改変）

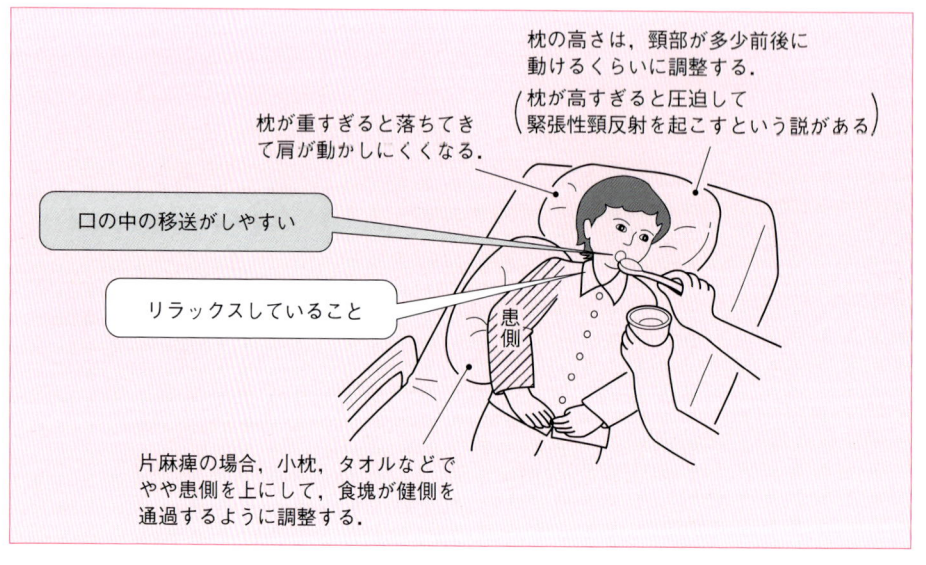

図6 重度口腔・咽頭期障害例の姿勢の工夫
（藤谷順子：直接的訓練法．JJNスペシャル：52，63，1996より引用一部改変）

枕の高さは，頸部が多少前後に動けるくらいに調整する．
（枕が高すぎると圧迫して緊張性頸反射を起こすという説がある）

枕が重すぎると落ちてきて肩が動かしにくくなる．

口の中の移送がしやすい

リラックスしていること

患側

片麻痺の場合，小枕，タオルなどでやや患側を上にして，食塊が健側を通過するように調整する．

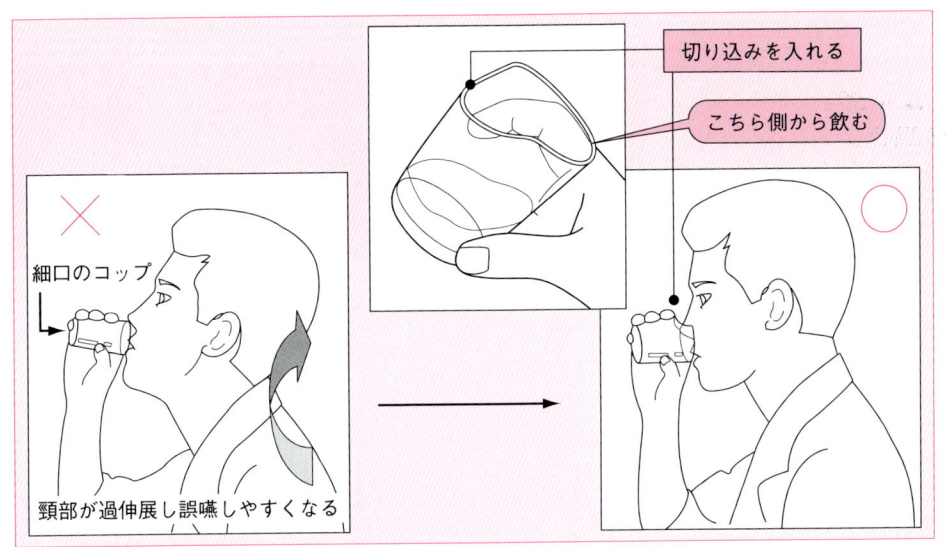

図7 飲みやすい
　　コップの例
（清水充子：嚥下
訓練・摂食訓練.
MB Med Reha No.
57：47, 2005 よ
り引用一部改変）

切り込みを入れる
こちら側から飲む
細口のコップ
頸部が過伸展し誤嚥しやすくなる

る（図4）．

　閉唇の力が低下している場合は，取りこむスプーンの厚さや柄のカーブに留意して選ぶとよい．また，一口量が多くなりすぎないように，一匙の量が適量となるものを選ぶ（図5参照）．

3．咽頭期障害への対応

1）摂食姿勢

　口腔内移送にも困難がある場合はその状態にあわせて図2に示すように上半身のリクライニングの角度を決める．さらに咽頭期の障害も重度である場合は，移送しやすく嚥下反射を起こしやすくする工夫として健側を下側にする姿勢をとる（図6）．

2）食物形態

　嚥下反射惹起遅延や喉頭挙上不全がある場合は，咽頭への流入や通過が速い液体はむせや誤嚥を引き起こしやすいので注意を要する．流入速度を遅くするように煮汁にトロミを付けたり，水分が分離して早期に流れ込みやすいがんもどきや高野豆腐の煮物などは避けるようにする．また，口腔期の問題も併せ持つ場合や咽頭収縮力の低下がある場合は，咽頭通過をしやすい食物形態を選ぶことも重要である．

　安全な水分摂取は咽頭期障害患者に重要な課題であることが多い．一般に水は純でいちばん飲みやすいと思われている傾向があり，患者自身はショックを受けていることがある．嚥下反射や喉頭挙上などがゆっくりになっている咽喉頭の動きに合わせて，飲み込む液体もゆっくり移動するものにしてむせを回避することを説明し，実際にトロミをつけてむせずに飲める経験をするなかで患者自身の理解を促し適応を図る．市販されている増粘剤を使うと簡便にトロミを付けることができるが，必要以上に濃く付けてしまうと飲み込みにくく，さらに食感が悪くなるので留意する．

3）食器の工夫

　咽頭期の障害では特に水分を摂取する際のコップに配慮する．普通の細口のコップ類は頸部を進展させて取りこむため咽頭流入を早め，誤嚥しやすいので注意する．図7に示すような切り込みを入れたコップや飲みやすい工夫をした市販品を利用するとよい．また，ストローから吸うことができれば，市販のストロー付きカップで摂取するのも安定してよい．注意して吸うことができれば，一口量と飲むタイミングを調整でき，むせにくくなる．これらが困難な場合は適量をスプーンから摂取する．

　トロミをつけても液体ではむせてしまって困難な場合は，水分摂取用にゼラチンゼリーで適度に固めたお茶やスポーツ飲料を摂取するとよい．

4）一口量と摂食ペース

　咽頭期に障害がある例では，一口に入れる量を適量に調整することが必要である．しかし，病前からの摂食習慣で一口量が多くなってしまうことや，摂食のペースが速いことが多い．嚥下機能に低下があるのに多くの量を咽頭に送っては，オー

バーフローして誤嚥を引き起こす危険性が高くなる．上記のような物理的な条件を整えた上で，注意書きで注意点を確認したり，本人の意思を尊重しながら適宜声を掛けるなどして注意を促し，安全な摂食とそのペースの定着を目指す．

5）嚥下法[11]

飲み込み方の工夫によって，安全な嚥下を促すことが可能な場合がある．患者自身が方法を理解して適切に用いる意識ができる必要がある．

①嚥下の意識化（think swallow）

口腔内の食物がある位置，咀嚼のリズムや食塊形成を意識して「ごくん」と飲み込むことを促す．咀嚼が不十分なままに飲み込もうとする場合や，水分でむせが起こりやすい場合などに有効である．

②複数回嚥下，交互嚥下

一度の嚥下で飲み込みきれず，湿性嗄声などで咽頭残留が疑われる場合に有効である．1回の飲み込みの後にさらに空嚥下（からえんげ）を促す．湿性嗄声がみられる患者では，残留を予防するために行うとよい．唾液を飲み込むだけの空嚥下では嚥下反射を起こしにくい場合は，少量の冷水やゼリーなどを用いて飲み込みを促すとよい．このように，飲食物とゼリーなどの飲み込みを交互に行う飲み込み方を交互嚥下という．

交互嚥下や複数回嚥下を行う頻度は，症状の重さによって選択する．軽度の場合は一食の最後に行うだけでも食後のむせや誤嚥を軽減できる．

③息止め嚥下，声門越え嚥下（supraglottic swallow）

意識的に呼吸と嚥下のタイミングを取り，嚥下前にグッと息を止めて（声門を閉じておいて）嚥下する方法で，嚥下直前や嚥下中にむせが起こりやすい場合に有効である．呼吸を止める前に軽く息を吸い，飲み込んだ後に「ハーッ」と息を吐くことができるとより有効である．

④横向き嚥下（頸部回旋法）

咽頭通過に左右差がある場合は，嚥下前に通過しにくい側へ頸部を回旋させ，やや下を向いて通過しやすいほうを広げる形で飲み込む（嚥下前横向き嚥下）．また，咽頭残留を除去するためには，正面で嚥下した後に同様に通過しにくい側を向いて嚥下する（嚥下後横向き嚥下）．これらは，頸部を回旋することで気管の入り口が狭くなり，片側の咽頭が広がるために，食塊の喉頭侵入や誤嚥を

表3　リスク管理項目

1）37℃以上の発熱
2）痰の質量変化（増加，膿性痰）
3）肺野の雑音など胸部聴診上の異常所見
4）呼吸状態の変化（回数・音の異常）
5）嚥下前後および日常の異常な声質（湿性嗄声の有無）
6）炎症反応；CRP値，血沈，白血球の上昇
7）体重減少
8）患者自身の異常の訴え
9）食事にかかる時間が長くなる

（清水充子：嚥下訓練・摂食訓練．MB Med Reha No. 57：44，2005 より引用）

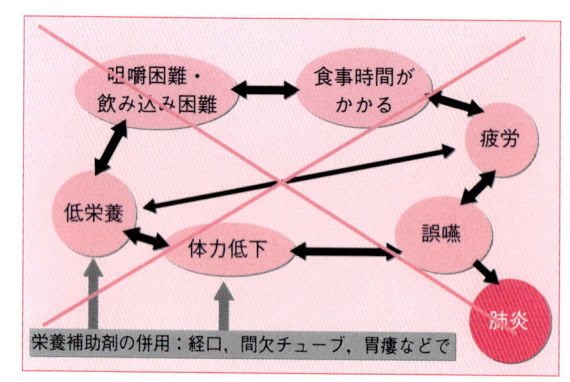

図8　栄養摂取の悪循環を断つ
（清水充子：嚥下訓練・摂食訓練．MB Med Reha No. 57：50，2005 より引用）

しにくくすると考えられる．

□ 留 意 点

直接訓練を安全に進めるための留意点を述べる．訓練開始当初も，経過途中でも以下の点に留意し，携わる各職種が連携をとりながら進めることで，危険を回避できる可能性が高まる．

1．リスク管理

留意点として重要な項目を表3[12]に示す．声や呼吸，痰の質・量の変化が見られた場合は肺雑音，発熱に留意し，それらの異常が見られた場合は炎症反応を確認し，問題があれば即刻対応する．訓練内容の理解の上に，このような点について医師をはじめとして，関係する複数の職種の担当者が緊密な連絡を取り合い進めることで，より密度の濃いアプローチができ，安全性も向上させることができる．

2．口腔環境（45～48頁参照）

義歯の適合はじめ，整った口腔環境は摂食訓練

の必須条件である．口腔内の衛生は，汚染された唾液の誤嚥による気道汚染や誤嚥性肺炎の防止ばかりでなく，味覚や嚥下反射誘発のための感覚などを維持するためにたいへん重要である．

3．確実な栄養摂取法の確保

安全な経口摂取継続のためには患者本人の体力が維持されていることも重要である．十分な経口摂取は体力向上に貢献するが，栄養不良状態では経口摂取のみに頼ると，誤嚥を引き起こしやすく，また，誤嚥から肺炎に至る危険性も高くなるなど，悪循環を起こす危険性が高い（図8）．各種栄養補助剤や経管栄養法などを併用して体力の向上を図ることが有効な摂食訓練への近道である場合もある．（49～51，61～64，107～110頁参照）

文献

1）清水充子：直接訓練の一般的事項．日本嚥下障害臨床研究会監修，嚥下障害の臨床，pp.235-254，医歯薬出版，東京，1998

2）塚本芳久，他：急性期嚥下障害へのアプローチ．臨床リハ 14(8)：721-724，1995

3）近藤克則，他：急性期脳卒中患者に対する段階的嚥下訓練．総合リハ 16：19-25，1988

4）岡田澄子：障害の状態に応じた摂食・嚥下リハビリテーション．n-Books 4 嚥下リハビリテーションと口腔ケア，pp.59-79，メヂカルフレンド社，東京，2001

5）清水充子：嚥下訓練・摂食訓練．MB Med Reha No.57：42，2005

6）清水充子：直接訓練（食物を用いる訓練），日本嚥下障害臨床研究会監修，嚥下障害の臨床，p.238，医歯薬出版，東京，1998

7）清水充子：直接訓練，清水充子編著，摂食・嚥下障害，84，建帛社，東京，2004

8）清水充子：嚥下訓練・摂食訓練．MB Med Reha No.57：48，2005

9）清水充子：嚥下訓練・摂食訓練．MB Med Reha No.57：47，2005

10）藤谷順子：直接的訓練法．JJN スペシャル．52：63，1996

11）藤島一郎：摂食訓練法，脳卒中の摂食・嚥下障害第2版：116-120，1998

12）清水充子：嚥下訓練・摂食訓練．MB Med Reha No.57：44，2005

13）栄養摂食の悪循環を断つ 清水充子：嚥下訓練・摂食訓練．MB Med Reha No.57：50，2005

IV. リハビリテーションの実際

E. 摂食・嚥下障害患者に対する食事介助

鎌倉やよい[*]

- 食事介助の目的は，摂食・嚥下障害を有する人が生命を維持するために栄養を補給することであり，その人の生活の質（Quality of Life：QOL）を向上させることである．
- 食事介助は，栄養補給の視点から「経口摂取への食事介助」と「経管栄養法による食事介助」に分けられる．
- 経口摂取への食事介助は，安全が確認された方法によって実施される栄養補給を目的とした手助けである．直接訓練とは区別して考えなければならない．
- 食事環境を整え，患者が自立して食事摂取できることを目指すものである．患者に代わってすべてを介助するのではなく，できない部分を助ける視点が重要である．
- 嚥下関連筋を刺激して摂食・嚥下の準備を整え，訓練の成果に基づく最適な介助方法を用いること，定期的な栄養評価を行うことが重要である．

Key Words 摂食・嚥下障害，食事介助，安全，栄養補給，QOL

はじめに

食事介助とは，そばにあって食事摂取を助けることを表す用語であり，自力で食事を摂取することができない人とそれを助ける人の存在が内包される．前者は摂食・嚥下のプロセスのいずれかに機能的障害を有する人といえるが，その内容と重症度はさまざまである．そのため，食事介助の適用範囲を明らかにすることが重要であろう．一方，後者には，医療職，介護職および家族までもが包含される．そのため，摂食・嚥下障害の様相によって，誰が食事介助を実施できるのかを明らかにすることも必要であろう．

また，摂食・嚥下訓練には，食物を用いない間接訓練と食物を用いる直接訓練がある．この直接訓練と食事介助とはどのような関係にあるのであろうか．これらに言及して，食事介助の方法を述べていきたい．

□ 食事介助の目的

食事介助の目的は，摂食・嚥下障害を有する人が生命を維持するために栄養を補給することであり，食事を通してその人の生活の質（Quality of Life：QOL）を向上させることである．

□ 食時介助の種類

栄養管理法は経腸栄養法と経静脈栄養法に分類され，前者はさらに経口栄養法と経管栄養法に分類される．さらに，経管栄養法は経鼻法と経瘻孔法に分類され，前者には間欠的経管栄養法（Intermittent Catheterization：IC）が，後者には経皮内視鏡的胃瘻造設術（Percutaneous Endoscopic Gastrostomy：PEG）が含まれる．

このような栄養管理の視点から食事介助を考えると，「経口摂取への介助」，「IC 法による栄養補給への介助」および「PEG 法による栄養補給への介助」に分けられる．

□ 食事介助の実施者

「経口摂取への介助」は，摂食・嚥下障害を有する人に対する介助であるため，その病態，重症度によって，食事介助を実施できる人は変化する．

これまで述べてきたように，食事介助は栄養補給を目的とするが，摂食・嚥下訓練は障害された機能の回復や代償を目指すものである．そのため，訓練は医師または歯科医師の指示の下に言語聴覚士，看護師などが実施する．したがって，摂食・嚥下の安全が保証された段階で初めて，医療職以外の介護職や家族へ拡大することができる．

---

[*] 愛知県立看護大学　看護学部

表1 摂食・嚥下障害臨床的重症度分類（Dysphagia Severity Scale：DSS）

誤嚥なし	7. 正常範囲：	臨床的に問題なし．訓練の必要なし．通常の食事．
	6. 軽度問題：	臨床的に軽度の問題．経過観察．軽度の調整食・義歯．
	5. 口腔問題：	先行期・準備期・口腔期の問題． 直接訓練可能・摂食指導・介助．調整食．
誤嚥あり	4. 機会誤嚥：	誤嚥防止法の効果あり． 直接訓練可能．嚥下食．
	3. 水分誤嚥：	誤嚥防止法の効果なし．食物形態調整効果あり． 直接訓練可能．嚥下食・経管併用（水分）．
	2. 食物誤嚥：	誤嚥防止法の効果なし．食物形態調整効果なし． 直接訓練困難．経管栄養．
	1. 唾液誤嚥：	経管管理でも医学的安定性が保てない． 直接訓練不可能．経管栄養．厳重な医学的管理．

（才藤栄一，他：摂食・嚥下障害の臨床重症度分類と改訂水飲みテスト・食物テストとの関連，才藤栄一，厚生科学研究費補助金研究報告書，摂食・嚥下障害の治療・対応に関する統合的研究，pp.7-18, 2002[1]）

また，「IC法による栄養補給への介助」，「PEG法による栄養補給への介助」とも，看護師が実施し，患者および家族への指導を経て，自立へと導くことであろう．

□ 摂食・嚥下障害重症度と経口摂取への介助

摂食・嚥下障害臨床的重症度分類（Dysphagia Severity Scale：DSS）[1]によれば，誤嚥の有無によってもっとも重症な「1. 唾液誤嚥」「2. 食物誤嚥」から「7. 正常範囲」に分類される（表1）．

この分類において，誤嚥を認めても直接訓練が実施できるのは，「3. 水分誤嚥」および「4. 機会誤嚥」である．「3」は，誤嚥防止法の効果は不十分であるが食物形態による調整効果を認めるレベルであり，嚥下食と経管栄養法の併用が選択される．「4」では，誤嚥防止法の効果を認め，嚥下食が選択される．いずれも，適切な摂食・嚥下方法が選択されれば，医学的安全性が保たれるレベルである．ここでの嚥下食摂取は訓練に該当するため，医療職が実施する．ただし，安全が保証された摂食・嚥下方法と介助方法が確立され，栄養補給を目的とするならば，食事介助ととらえることができる．この段階で介護職が担当することが可能となる．

一方，誤嚥を認めない「5. 口腔問題」および「6. 軽度問題」については，間接訓練・直接訓練の適応となるが，栄養補給を目的として調整食を摂取するレベルである．これらは，食事摂取時の安全が確保されるため，食事介助として判断され，介護職や家族が担当できる．

□ 経口摂取における食事介助の方法

1. 食事環境の整備

安全に楽しく食事を摂取することができる環境を整備するために，ベッドから移動して食卓で食事摂取することが望ましい．その場合，患者が椅子の座板に対して体幹を垂直にして腰掛けたとき，食卓上のお膳をみると頸部前屈位となるよう，椅子の高さを調整する．介助者は患者の右側に位置できるように椅子を準備する．

また，テレビを切って，嚥下に集中できる環境とする．食事前の手洗いができない場合には，おしぼりを準備する．さらに，緊急時に備え，すぐに吸引が実施できる状態となるよう吸引機と吸引チューブなどを準備する．

2. 自立への支援

食事介助の目標は，患者が自立して食事摂取できることである．そのため，患者に代わってすべてを介助するのではなく，できない部分を助ける視点が重要である．そのためのグリップ付きスプーン，滑り止め付き食器・マットなどの自助具を利用することが望ましい[3]．また，食物をこぼしてもよいように介護用エプロンも利用することができる．ただし，患者の疲労状態，摂取量，所要時間を観察し，スプーンを持った手を介助するなど，介助方法を判断する．

3. 嚥下関連筋の刺激による準備

意識レベルを覚醒させ嚥下関連筋を刺激して，摂食・嚥下機能を円滑するために，嚥下体操[2]を実施する．通常，食事摂取によって味覚が刺激され

る前に，食事を想像する，おいしそうな食事を見る，おいしそうな香りを嗅ぐなどによって，唾液，胃液が分泌される．そのため，食事介助者は食事のメニューを伝える，食事の話題を提供するなどを実施し，患者側の準備を整える．

4．食事摂取量と栄養評価

まず，その患者の必要栄養量[4]を把握し，配膳された食事についてどの程度の量を摂取すればよいのかを把握することが必要である．また，配膳された量がその患者にとって必要栄養量であるように，また疲労を考慮して30分程度で終了できる量にあらかじめ調整することが望ましい．

さらに，実際の摂取量を記録し，摂取栄養量を概算することが望ましい．定期的な体重測定によって，BMI（Body Mass Index：体重kg/身長m^2）などを利用して栄養評価することが重要である．

5．摂食・嚥下訓練との連繋

食事介助は，摂食・嚥下訓練の結果を受けて実施される．そのため，その患者の病態に応じた方法が確定され，それに基づき最適な食事介助方法が決定されることとなる．

舌の送り込み運動が障害された時，奥舌に食塊を置くことによって嚥下が促されるが，介助する場合，まず口内を十分に刺激しておくことが肝要である．また，介助者が立位で行うと，患者は頸部を伸展させて誤嚥を促す体位となりかねない．一口を確実に飲み込むこと，むせたときには咳嗽によって喀出させること，食後に口腔ケアを行うことも重要である．

要するに，成果のあった訓練方法に基づき，食事介助方法を具体的なレベルで表示して実施すること，その結果を記録することによって介助方法を評価し修正することが必要である．

おわりに

摂食・嚥下障害患者に対する訓練と食事介助との関係に言及して，具体的な方法について述べてきた．さらに，医療職，介護職，家族に至るまで，円滑に協働が発展することを期待したい．

文　献

1）才藤栄一，他：摂食・嚥下障害の臨床重症度分類と改訂水飲みテスト・食物テストとの関連，才藤栄一，厚生科学研究費補助金研究報告書，摂食・嚥下障害の治療・対応に関する統合的研究，pp. 7-18，2002

2）清水充子，小島千枝子：直接訓練の実際；食前の準備，向井，鎌倉（編）摂食・嚥下障害の理解とケア．pp. 95-101，学研，東京，2003

3）藤谷順子：摂食・嚥下リハビリテーション，口腔ケアに便利な製品，藤島，藤谷（編）嚥下リハビリテーションと口腔ケア．pp. 208-214，メヂカルフレンド社，東京，2001

4）川西秀徳（監）聖隷三方原病院・コア栄養管理チーム：栄養ケア・マネジメントマニュアル．pp. 3-14, 56，医歯薬出版，東京，2003

IV. リハビリテーションの実際

F. 摂食・嚥下障害とNST

東口 髙志[*]　矢賀 進二[**]

- 栄養管理は，すべての疾患治療のうえで共通する基本的医療のひとつである．
- 高齢者においては，特に早期から栄養アセスメントを徹底し，予防的に適切な栄養管理にリハビリテーションを加味したアプローチを実践することが大切である．
- 「早期に状態を回復させ，ADLを下げずに退院できるような高齢者医療の確立」を実行するためには地域の医療・福祉施設のすべてが一体となってケアを提供することが大切である．

Key Words　栄養サポートチーム（nutrition support team：NST），高齢者医療，入院時初期評価

はじめに

栄養管理は，すべての疾患治療のうえで共通する基本的医療のひとつである．一般に栄養管理をおろそかにすると，いかなる治療法も効力を失い，さらに侵襲的な治療法にともなう副作用や合併症の発生を容易にすることが指摘されている[1]．したがって，栄養管理が確立された上で種々の疾患に対する治療を実施することはごく当然のことであり，この栄養管理を症例個々や各疾患治療に応じて適切に実施することを nutrition support（栄養サポート，栄養支援）といい，この栄養サポートを職種の壁を越えて実践する集団（チーム）を栄養サポートチーム（nutrition support team；NST）という[1,2]．1998年にはわずか10数施設でのみ稼動していたNSTであるが，その後著しく増加し，2008年の現在では1200以上の施設に設立されている．

□ NSTの目的・役割

NSTのおもな目的は，①適切な栄養管理法の選択，②適切かつ質の高い栄養管理の提供，③栄養障害の早期発見と栄養療法の早期開始，④栄養療法による合併症の予防，⑤疾患罹病率・死亡率の減少，⑥病院スタッフのレベルアップ，⑦医療安全管理の確立とリスクの回避，⑧栄養素材・資材の適正使用による経費削減，⑨在院日数の短縮と入院費の節減，⑩在宅治療症例の再入院や重症化の抑制などがある．そして，これらの目的を達成するためのNSTの役割と効果を表1にまとめ

表1　NSTの役割と効果

NSTの役割
1．栄養管理が必要か否かの判定→栄養評価
2．適切な栄養管理がなされているかをチェック
3．最もふさわしい栄養管理法の提言
4．合併症の予防・早期発見・治療
5．栄養管理上の疑問（コンサルテーション）にこたえる
6．新しい知識・技術の紹介・啓発

NSTの効果
①適切かつ質の高い栄養管理の提供
②早期栄養障害の発見と早期栄養療法の開始
③栄養療法による合併症の減少
④疾患罹病率・死亡率の減少
⑤病院スタッフのレベルアップ
⑥栄養素材・資材の適正使用に関する経費削減
⑦在院日数の短縮と入院費の節減
⑧在宅治療症例の再入院や重症化の抑制

（東口髙志：看護技術 49(9)：11-16，2003[3] より）

た．また，尾鷲総合病院などでは，NSTの内部にNST摂食・嚥下障害チームをはじめ，NST褥瘡対策チーム，NST呼吸療法チームやNST生活習慣病対策チーム，NST病院食改善チームなど5つのワーキングチームが設立され，栄養管理を基盤とした活動を行っている（図1）．

□ 高齢者の栄養管理

高齢者は，一般に脳血管障害などの複数疾患を有することが多く，さらには食欲低下や嗜好品の偏重，咀嚼・嚥下障害，下痢，便秘などの原因に

[*] 藤田保健衛生大学医学部　外科学・緩和ケア講座　　[**] 尾鷲総合病院　NST・リハビリテーション部

図1 NST Working Team
―尾鷲総合病院NST―

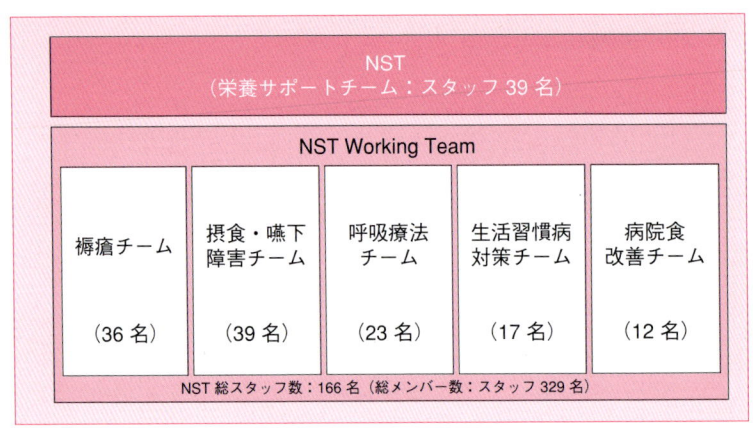

より十分な食事摂取ができないといったことが多く見られる．しかも，潜在的な低栄養，もしくはLOM（Likelihood of malnutrition）と呼ばれる栄養障害予備群の多くは高齢者である．すなわち高齢者は入院時に明らかな栄養障害は認められなくとも，入院期間中に容易に低栄養状態におちいる可能性がある．さらに，低栄養によって筋蛋白などが減少することにより，明らかな麻痺などが認められない場合でも，筋力低下や神経反射の遅延などによる摂食・嚥下障害を引き起こすことが考えられる．そのため，高齢者においては，特に早期から栄養アセスメントを徹底し，予防的に適切な栄養管理にリハビリテーションを加味したアプローチを実践することが大切である．

□ 摂食・嚥下障害とNST

「経口摂取こそ最高の栄養法であり，栄養管理の最終目標である．」これがNSTの活動目標である．これは病態的に可能であれば経静脈栄養ではなく，できるだけ経腸栄養が望ましく，さらに経腸栄養で満足せずに経口摂取ができるように治療すべきだという意味である[4]．しかし，摂食・嚥下障害を持つ患者の多くは高齢者である．そのため，この摂食・嚥下障害患者に対して，適切な治療を行うためには，早期にリスクを発見し，予防的なアプローチを行うことが求められる．そのためには全入院患者に対してスクリーニングを行う必要がある．その一次スクリーニングのひとつが"入院時初期評価"（図2）である．"入院時初期評価"は入院時，患者ならびに家族によるself assessment（自己評価）と血液検査によるスクリーニングを実施して初期評価を行い，この成績をもとに早期治療計画を立案する．これによってわずかな栄養障害や栄養障害のリスクを有する症例もNST症例として抽出し，栄養サポートの本幹を実施するNST本体とともに，NST内部に設立された各ワーキングチームにおいてもそれぞれの病態に応じて必要な治療や訓練が選択されることとなる．そして，嚥下性肺炎などを予防するためには早期から口腔ケアを徹底させる必要がある．また，嚥下性肺炎や呼吸器疾患を合併している患者などに関しては，NST呼吸療法チームが同時介入し，排痰や呼吸訓練などを行う．これらによって得られる効果は大きく，尾鷲総合病院においてはNST摂食・嚥下障害チームの対象となった患者161例のうち117例71%が経口摂取が可能となっており，その多くが直接自宅での療養が可能となっている（図3）．

おわりに

わが国の少子高齢化は世界でも類を見ない速度で進んでおり，それは医療においてもすでに大きな影をおとしつつある．そのなかで高齢者医療を構築しようとすれば，NSTの存在は欠かせないものとなるはずである．さらに，昨今では地域一体型NST構築の必要性が全国各地で叫ばれている．われわれが目的とする「早期に状態を回復させ，ADLを下げずに退院できるような高齢者医療の確立」を実行するためには，栄養管理をはじめ，摂食・嚥下障害対策などについても，地域の医療施設や福祉施設のすべてにおいて標準化された質の高いケアが提供できる体制を整えることが大切である．

尾鷲総合病院入院時初期評価

治療方針決定ツール

年齢： 歳　性別：男・女
身長： cm
体重： kg
平常時体重： kg
BMI：【体重(kg)/身長²(m)】
入院日：平成　年　月　日

当院では入院時より患者様の栄養状態にあわせた治療をさせていただいております。入院中の患者様の治療に役立てるため、以下の大枠内の質問にお答えください。

N NST本体	栄養状態	：良好(0)・やや不良(1) 　不良(2)・わからない(1)
	食事摂取	：とれる(0)・少ない(1)・とれない(2)
	体重減少	：なし(0)・あり(2)・わからない(1)
	体重増加	：なし(0)・あり(2)・わからない(1)
D NST 褥瘡チーム	日常生活	：自分でできる(0)・助けが必要(1)・わからない(1)・寝たきり(1)
	褥瘡(床ずれ)	：現在：なし(0)・あり(2)・わからない(1) 　過去：なし(0)・あり(2)・わからない(1)
S NST摂食・ 嚥下障害 チーム	食事の際のむせ	：なし(0)・時々ある(2)・常にある(3)・わからない(1)
	肺炎の既往	：なし(0)・時々ある(2)・なんどもある(3)・わからない(1)
R NST 呼吸療法 チーム	歩行時の息切れ	：他の人と同じ速さで歩くと息切れあり(1) 　休み休みでないと息切れで歩けない(2)
	タバコ	：吸わない(0)・吸う(1)・以前は吸っていた(1)

血液検査スクリーニング（入院時あるいは入院前外来データ）

アルブミン(g/dL)　：3.1以上(0)・3.0〜2.5(2)・2.4以下(3)
総リンパ球数(/mm³)：1001以上(0)・1000〜801(2)・800以下(3)
ヘモグロビン(g/dL)：10.1以上(0)・10.0〜8.1(2)・8.0以下(3)

判定

2点以上の項目がある → NST症例

1点の項目がある → 病棟で再評価

治療方針決定ツール

リスクなし（全項目 0点） → 病棟再評価（1点の項目がある） → NST症例（2点以上の項目がある）

2点以上項目のグループ別対応
- NST本体 (N)
- NST褥瘡チーム (D)
- NST摂食・嚥下チーム (S)
- NST呼吸療法チーム (R)

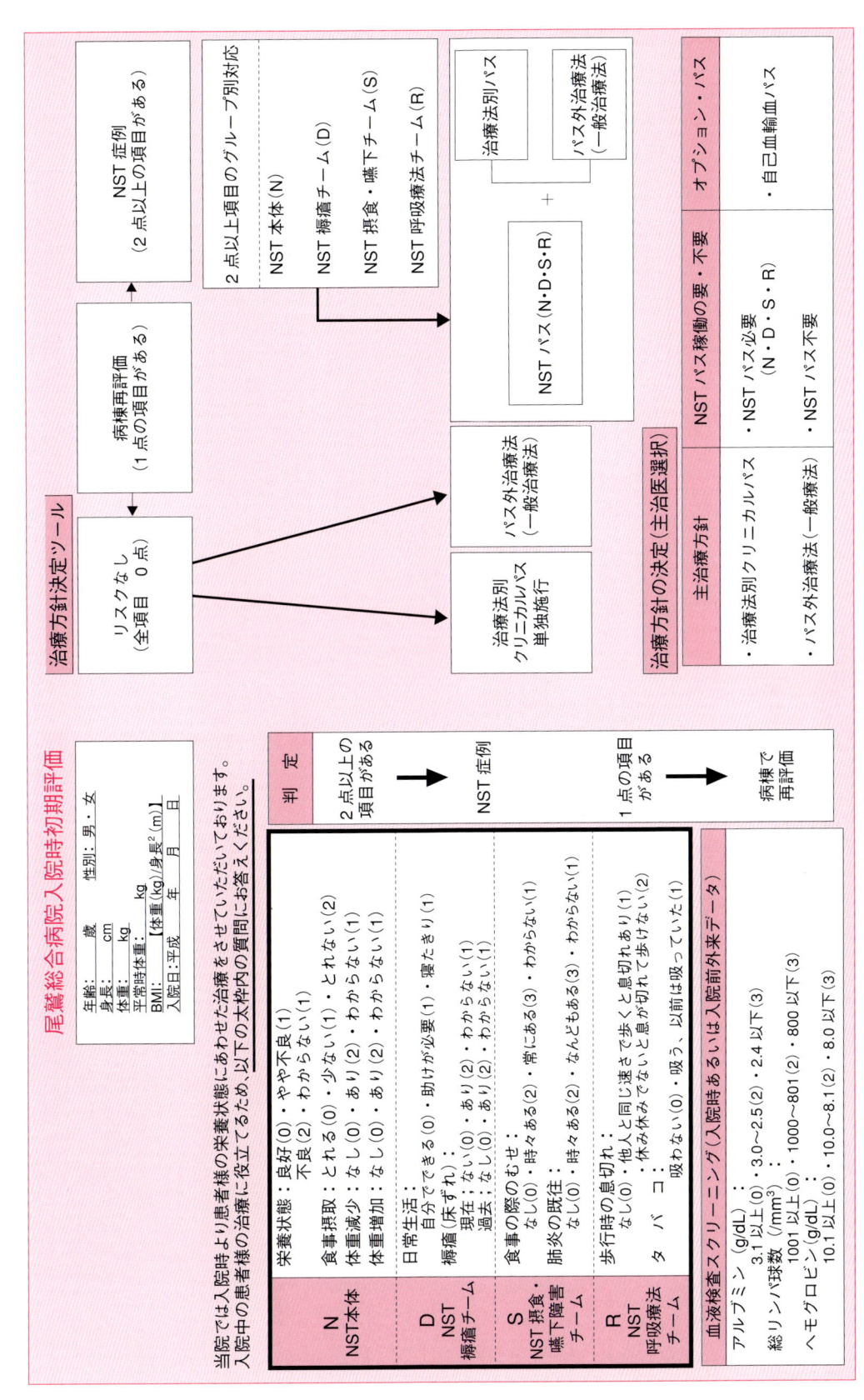

NSTパス(N・D・S・R) ＋ 治療法別 ／ パス外治療法(一般治療法)

リスクなし → 治療法別クリニカルパス単独施行 ／ パス外治療法(一般治療法)

治療方針の決定（主治医選択）

主治療方針	NSTパス稼働の要・不要	オプションパス
・治療法別クリニカルパス ・パス外治療法(一般療法)	・NSTパス必要 　(N・D・S・R) ・NSTパス不要	・自己血輸血パス

図2　入院時初期評価―尾鷲総合病院 NST & CP Complex―

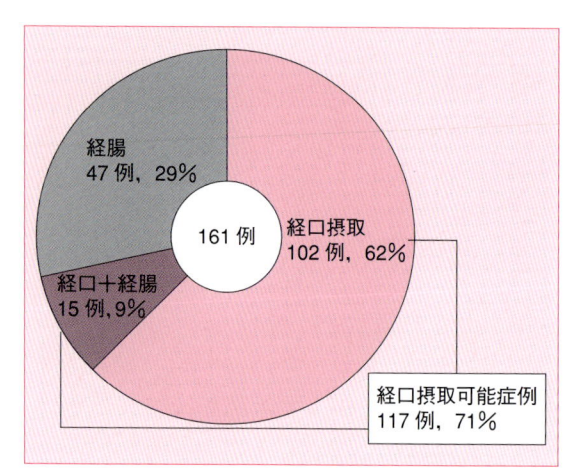

図3 NST 摂食・嚥下障害チーム Outcome

文　献

1）東口髙志，他：中核病院における NST の経済効果，静脈経腸栄養 17(4)：7-13，2002

2）東口髙志：栄養サポートチーム―医師の役割，日本静脈経腸栄養学会編，コメディカルのための静脈・経腸栄養ガイドライン，pp. 245-250，南江堂，東京，2000

3）東口髙志：NST 活動で医療が変わる．看護技術 49(9)：11-16，2003

4）東口髙志：NST が病院を変えた！　医学芸術社，東京，2003

5）東口髙志，他：高齢者の栄養―チームアプローチの視点から―．総合ケア 14(10)：12-19，2004

6）東口髙志，他：低栄養をいかにして是正するか．臨床リハ 14(5)：424-431，2005

IV. リハビリテーションの実際

G. 摂食・嚥下障害者の食事の対応

江頭 文江*
えがしら ふみえ

- 嚥下食は，個々の機能に合わせた食事内容でなければならない．
- 嚥下食は，障害を補うための食事でもあり，訓練食ともなりうる．
- 栄養補給と食べる楽しみは分けて考えるべきである．
- きざみ食は嚥下食ではなく，誤嚥しやすい食べ物である．

Key Words おいしさ，安全性，段階的摂食訓練食，栄養，食塊形成

□ 嚥下食の意味

摂食・嚥下のプロセスは，先行期（食べ物の認知と摂食動作），準備期（捕食・咀嚼・食塊形成），口腔期（咽頭への送り込み），咽頭期（嚥下反射・咽頭通過），食道期（食道通過）の5期であり，摂食・嚥下障害者はそのどこかに単一または複数の問題があるとされている．このとき，口に入る食べ物は当然誤嚥のリスクが高く，その問題に対応し，摂食・嚥下機能を補うものでなければならない．一方で，リハビリテーションのなかでは食べ物によって咀嚼や食塊形成能力を引き出すこともでき，重要な役割を果たす．摂食・嚥下障害へのアプローチを行うために，食事は安全（誤嚥や窒息の予防）で，栄養に富み，かつおいしいものでなければならない．

1. 安全性

摂食・嚥下障害者に，誤嚥や窒息のリスクはつきものである．すべての対象者がいつ誤嚥するかもしれないという危険を含んでいるなかで，間接訓練や摂食環境を整備し，実際の食べ物を口に含むことになる．そのため，機能レベルに応じて，もっとも誤嚥しやすいとされる液体にはとろみをつけたり，ゼリー状にしたりして半固形状態にする．液体は，咽頭流入速度が速く，とろみをつけることで，より安全に咽頭を通過させる方法となる．

また咀嚼や食塊形成能の低下により，嚥下反射前に咽頭に食べ物が侵入してしまうようなときには，あらかじめ調理により食塊に近い状態を作り，提供する必要がある．（例：ゼリーやムース，ソフト食）

2. 栄養補給

摂食・嚥下障害は低栄養状態や脱水症を引き起こすことが多い．低栄養状態は ADL や免疫機能の低下を招き，高齢者にとっては致命的なリスクとなる．そのため，嚥下食はできるだけ栄養に富み，少量である程度の栄養を確保できることが望ましい．たとえば咀嚼や嚥下しやすくする調理の工夫に，油脂の添加があるが，これによりエネルギー量を上げることができる．それでも経口摂取だけでは十分に栄養を補えない場合は，胃ろうなどの経管栄養を併用することもあり，低栄養状態を予防するためには，仕方がない．栄養状態を確保するための栄養手段と QOL 向上のための支援は分けて考えるべきであり，経管栄養に頼りすぎても問題だが，経口摂取にこだわりすぎて低栄養状態を助長してしまうのも問題である．

3. おいしさ

「口から食べる訓練，リハビリテーションだから，多少美味しくなくても，嗜好にあわなくても仕方がない」という考え方は間違っている．食べることは人間にとって苦ではなく快であり，楽しいものでなければならない．たとえば私たちも苦い薬はできるだけ味わいたくないため，舌をあまり動かさずに飲もうとする．一方で，美味しいアイスクリームは，舌の上で転がし，十分に味わって飲み込むものである．このことは，摂食・嚥下障害者にとっても同様で，美味しいものは隠れもっ

---

* 地域栄養ケア PEACH 厚木

図1 段階的摂食訓練の流れ

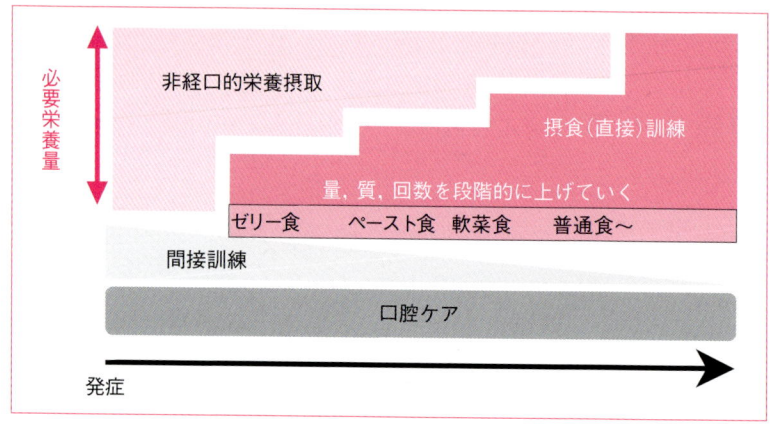

ている機能を引き出すことができることがある．

□ 嚥下食の条件

　疾病に対応した食事というと，栄養組成の視点が強い．私たち管理栄養士は栄養素のバランスを疾病に対応させ，献立を作成する．しかし，嚥下食は摂食・嚥下機能の障害により，栄養のみならずかたさや付着性，凝集性などのテクスチャーが重要なファクターとなる．特に嚥下食の開始時には，次の5つに注意し，食事を提供する．

1．食塊としてまとまっている（かたさ・凝集性）

　咀嚼や嚥下機能の障害により，食塊形成や咽頭への送り込みが不十分である．そのため，調理において"食塊"としてまとまっている「ゼリー，プリン」などがよいとされる．丸飲み法やスライス法などゼリーの形を崩さずに飲み込ませる方法もあり，この場合は特に食塊（ゼリー）そのものを飲み込むということになる．

2．流動性がなく，適度な粘性がある（付着性）

　液体はさらっとしていて咽頭流入速度が速くもっとも誤嚥しやすいといわれている．そのため，適度に粘性をつけることで咽頭流入速度を遅くし，嚥下反射のタイミングをとりやすくする．この"適度な粘性"というのがポイントで，粘度が強くなりすぎると粘膜への付着性が増し，飲み込みにくくなってしまう．

3．口腔や咽頭でバラバラになりにくい（凝集性）

　捕食後，食べ物を咀嚼し唾液と混ぜながら食塊を形成する．このとき，十分に咀嚼が行われなければ，口腔内でばらばらになってしまううまく食塊としてまとまらない．咀嚼してもまとまらない，きゅうりなどの生野菜やきのこ類，ひき肉のそぼろ，刻み食は小さく噛み砕いても，それが一つにまとまることはないため，まとまりやすいように，つなぎを入れるなどの工夫が必要となる．

4．咽頭通過に際し，変形性がある

　食塊は狭い咽頭や食道の空間をまとまって通過する必要がある．かたい食べ物，弾力性のある食べ物は，咀嚼が不十分であれば咽頭通過時にうまく変形せず，残留や誤嚥につながってしまう．

5．感覚を刺激した料理

　食前の先行期において食べる意欲を引き出し，今から食べるぞ！　という指令を脳に送るためには，視覚や嗅覚への情報はとても大切である．色や形など見た目の盛り付け，香り，味がはっきりしているということは覚醒状態を促したり，食べる意欲を引き出すことができる．特に嚥下食はミキサーを使用することもあり，通常の料理とは形が変わってしまうものが多いが，盛り付けには十分配慮する．高齢者だから味は薄味にするというのではなく，味がぼやけないよう，しっかりとつけるほうがよい．

□ 段階的摂食訓練食（図1）

　食事（食形態）は，摂食・嚥下障害の重症度レベルにより異なる．段階的摂食訓練（図1）は，食事（量や食事態），姿勢，一口量，食べ方など難易度の低いものから高いものへ進めていく過程で，食形態としてはゼリー食，ムース食，ペースト食（ミキサー食），軟菜食，普通食へと食形態を変化させ，栄養投与量とともにリハビリテーションの進行に重要な役割を果たす．最近では「嚥下食ピ

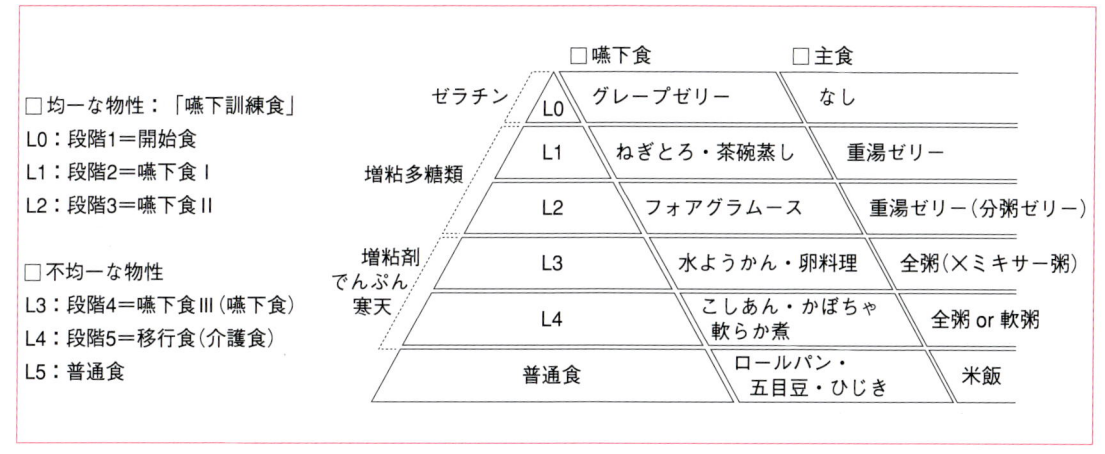

		□嚥下食	□主食
ゼラチン	L0	グレープゼリー	なし
増粘多糖類	L1	ねぎとろ・茶碗蒸し	重湯ゼリー
	L2	フォアグラムース	重湯ゼリー（分粥ゼリー）
増粘剤 でんぷん 寒天	L3	水ようかん・卵料理	全粥（×ミキサー粥）
	L4	こしあん・かぼちゃ 軟らか煮	全粥 or 軟粥
	普通食	ロールパン・ 五目豆・ひじき	米飯

□均一な物性：「嚥下訓練食」
L0：段階1＝開始食
L1：段階2＝嚥下食Ⅰ
L2：段階3＝嚥下食Ⅱ

□不均一な物性
L3：段階4＝嚥下食Ⅲ（嚥下食）
L4：段階5＝移行食（介護食）
L5：普通食

図2　嚥下食ピラミッド
江頭文江，栢下　淳，編著：嚥下食ピラミッドによる嚥下食レシピ125．医歯薬出版．2007より引用

ラミッド」という基準が紹介されている（図2）．

1．ゼリー食（嚥下食ピラミッド　L0〜L2）

訓練開始食として導入時に適応される食形態である．ゼリーと一言でいってもゼラチンゼリー・寒天ゼリーとさまざまあり，市販のゼリーもいくつかのゲル化剤（ゼリー化する素材）が組み合わされて作られていることが多い．ゲル化剤が異なれば当然食感は異なり，濃度によってかたさも変わるため，ゼリーであるからすべて安全とは限らない（たとえばこんにゃくゼリーなど）．一般に訓練開始食としてゼラチン1.6％濃度のゼリーが適しているとされているが，何のゼリーにするのか（たとえばお茶ゼリー，果汁のゼリー，野菜ゼリー寄せ，濃厚流動食ゼリーなど）によっても，濃度は変わり，出来上がりのかたさは異なる．

2．ペースト食（嚥下食ピラミッド　L3）

嚥下食は，ベタベタ，ドロドロ，形がないなどあまりいいイメージがない．それはこのペースト状の食事のイメージが強いと思われる．実際，固形食がうまく噛めない，飲み込めないという場合は，すりつぶしたり，ミキサーにかけたりする必要があるが，出来上がった料理をすべて同じようにミキサーにかけるのではなく，見た目や盛り付け，食器の選択なども注意を払うべきである．

また液体は，増粘剤を使用しとろみをつける．市販されている増粘剤は十数種類にも及び，その濃度や粘度のつき方はまったく異なっている．摂食・嚥下障害があって水分にとろみをつけることでむせなく飲めるような方に対し，増粘剤の導入時に不適切な増粘剤の選択や濃度の選択を行ってしまうことで，飲み込みにくい，まずいという印象を与えてしまうと飲水が進まなくなってしまい，水分摂取量の確保に苦労する．最近の商品ではとろみをつけても透明感があるものや，とろみというよりゼリーに近い状態になるものがある．より重度であれば濃度が濃くなりがちだが，なんでも濃くすれば安全なのではなく，濃ければその分付着性が増し口腔や咽頭に残留しやすくなる．とろみの安定には時間がかかり，すぐには安定しないために「とろみがついていない」と必要以上に加えないように注意が必要である．

3．軟菜食（嚥下食ピラミッド　L4）

無歯顎だからといって安易にミキサー食にしてしまうのは問題である．咀嚼運動に問題があってもマッシュするほどでないときは，食材を食べやすい大きさに切りかつ軟らかく調理する．この段階では一般にきざみ食が提供されることが多いがきざみ食は単にフードプロセッサーで刻んで一部の咀嚼機能を助けているだけで，食塊形成不良時にはかえって口腔や咽頭で残留しやすく，誤嚥につながりやすい．したがって，提供する食事の大きさ（切る大きさ）ではなく，つなぎを入れたり食材を軟らかく煮たりすることで，咀嚼機能を補うだけでなく，弱くても咀嚼運動を引き出し，食塊形成機能を助けることができる（図3）．

□最近の嚥下食・介護食の傾向

最近，温かいゼリー食を作るためのゲル化剤が出はじめている．従来重度の摂食・嚥下障害の食

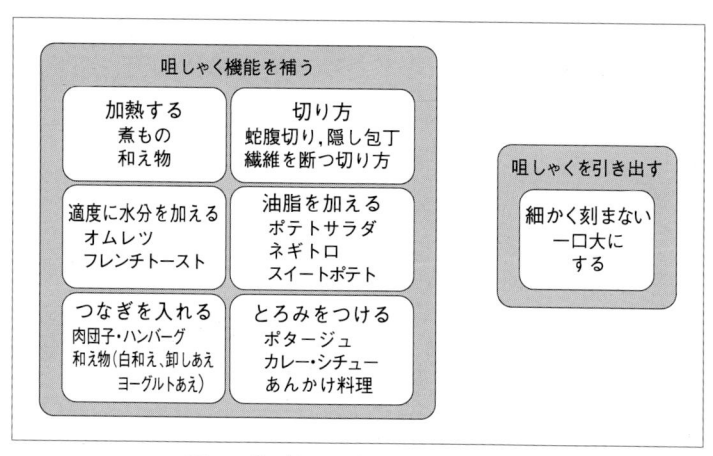

```
┌─────────────────────────────────────────────────────┐
│           ┌─────────────────────────────┐           │
│           │      咀しゃく機能を補う       │           │
│           │  ┌─────────┐ ┌─────────┐    │  ┌──────────┐ │
│           │  │ 加熱する │ │  切り方  │    │  │咀しゃくを │ │
│           │  │ 煮もの  │ │蛇腹切り,隠し包丁│  │引き出す   │ │
│           │  │ 和え物  │ │繊維を断つ切り方│  ├──────────┤ │
│           │  └─────────┘ └─────────┘    │  │細かく刻まない│ │
│           │  ┌─────────┐ ┌─────────┐    │  │一口大に   │ │
│           │  │適度に水分を│ │ 油脂を加える│  │する      │ │
│           │  │加える    │ │ポテトサラダ │  └──────────┘ │
│           │  │オムレツ   │ │ネギトロ    │               │
│           │  │フレンチトースト│ │スイートポテト│            │
│           │  └─────────┘ └─────────┘    │               │
│           │  ┌─────────┐ ┌─────────┐    │               │
│           │  │つなぎを入れる│ │とろみをつける│            │
│           │  │肉団子・ハンバーグ│ │ポタージュ  │           │
│           │  │和え物(白和え,卸しあえ│ │カレー・シチュー│     │
│           │  │ヨーグルトあえ)│ │あんかけ料理│            │
│           │  └─────────┘ └─────────┘    │               │
│           └─────────────────────────────┘           │
└─────────────────────────────────────────────────────┘
```

図3　飲み込みやすくする調理の工夫

事はゼリーが多く，いつも冷たいゼリーを食べていた．温かい料理といえば茶碗蒸しくらいであり，十数年前から温かいゼリーが作れないものかと考えていたが，最近になって温かいゼリーを作る素材が出てきたのはうれしいことである．患者に適したテクスチャーで提供できるように注意はしなければならないが，これにより料理のバリエーションが増え，患者にとってもリハビリテーションの意欲，食欲へとつながると期待できる．またきざみ食に替わる食形態として，ソフト食という概念が出てきた．ソフト食は，ただ単にきざむという食形態（きざみ食）とは異なり，"食塊"を意識しその調理方法を工夫したものである．まだまだその解釈には改善点もあるが，きざみ食を廃止しようという動きが出てきているというのはよい傾向である．栄養士だけでなく，他職種からもきざみ食という言葉が使われなくなり，提供されなくなることを望む．

文　献

1）江頭文江：栄養士の視点から学ぶ嚥下訓練食の実際．看護技術47(2)：11-16，2001

2）江頭文江：「誤嚥を防ぐ」誤嚥を予防するための食品の工夫．コミュニティケア10(臨時増刊)：100-108，2004

3）藤島一郎，編著：ナースのための摂食・嚥下障害ガイドブック，中央法規，2005

4）小山珠美，監修：脳損傷に伴う摂食・嚥下障害経口摂取標準化ガイド，日総研，2005

5）江頭文江，栢下　淳，編著：嚥下食ピラミッドによる嚥下食レシピ125．医歯薬出版，2007

IV. リハビリテーションの実際

H．球麻痺の摂食・嚥下リハビリテーション

時里　香[1]　渡邊　進[1]　三石　敬之[2]　濱田　暁子[3]　橋本洋一郎[4]

- 球麻痺では脳幹の脳神経運動核障害により構音障害と嚥下障害が出現する．
- 球麻痺では仮性球麻痺と比べ著明な嚥下反射の減弱，不十分な喉頭挙上，弛緩性の構音障害，舌の萎縮，カーテン兆候，輪状咽頭筋開大不全，声門閉鎖不全などがみられる．
- 輪状咽頭筋開大不全に対しては，バルーン拡張法が有用である．
- リハビリテーションを行っても嚥下機能が回復できない場合，手術を選択することもあるが，全身状態，予後，社会的背景を熟考し，適応を判断する必要がある．

Key Words　球麻痺のリハビリテーション，輪状咽頭筋開大不全，バルーン拡張法，ワレンベルグ症候群，外科的適応

はじめに

球麻痺（bulbar palsy）は脳幹の脳神経運動核の変性によって出現する脳神経領域の下位運動ニューロン症状である．延髄の舌下神経核障害により舌の萎縮と，線維束性収縮，疑核病変により咽頭・喉頭筋麻痺が出現し，構音障害と嚥下障害を引き起こす．このほかに，咬筋と顔面筋の麻痺により発声・咀嚼・嚥下困難や表情消失が，胸鎖乳突筋と頸部筋群の萎縮により頭部保持困難も出現する[1]．代表的な原因疾患として，ポリニューロパチー，反回神経麻痺，筋萎縮性側索硬化症，Kennedy-Alter-Sung症候群などの下部脳神経疾患および運動ニューロン疾患，血管障害，腫瘍，多発性硬化症，神経Behçet症候群，延髄空洞症，脳幹部脳炎などの延髄疾患など多岐にわたる[2]．本稿では，球麻痺をきたした症例の提示と病棟で施行しているリハビリテーション（以下リハ）を具体的に示し，球麻痺の摂食・嚥下障害に対するアプローチ方法を述べる．

球麻痺の診断と評価のポイント

病歴聴取（肺炎の有無を含む）とむせ，咳，痰，咽頭違和感，食欲低下，食事時間，体重変化などの問診が嚥下障害を疑うきっかけとなる．意識状態，高次機能障害の有無，構音障害の合併，舌，口唇，軟口蓋，喉頭，反射などの神経学的所見と胸部聴診などの理学所見の診察を行う．特にベッドサイドでの嚥下障害の水飲みテスト（窪田，三島ら，1982）や反復唾液飲みテスト（才藤ら，1996）などのスクリーニングテストは有用である．さらに問診や診察，スクリーニングテストで異常がある場合は，嚥下内視鏡検査や嚥下造影を行う．球麻痺は仮性球麻痺と比べ著明な嚥下反射の減弱，不十分な喉頭挙上，弛緩性の構音障害，舌の萎縮，カーテン兆候，輪状咽頭筋開大不全，声門閉鎖不全などが特徴とされる[3]．

リハビリテーションの実際

嚥下障害がある患者に対し，構成メンバーとして主治医（リハビリテーション科），訓練士（理学療法士，作業療法士，言語聴覚士），管理栄養士，看護師，歯科医，歯科衛生士，患者家族のチーム作りを行う．合併症や手術の適応の場合は，耳鼻咽喉科，呼吸器科，神経内科など必要に応じて随時相談をする．チームアプローチは摂食・嚥下障害のリハを行う第1歩である．球麻痺をきたす代表的疾患について，当院で摂食・嚥下障害のリハを行い，掲載に関して患者よりインフォームド・コンセントを得られた症例について提示する．

症例1【成功例】ギランバレー症候群に脳幹脳炎を合併した例（33歳，女性）

現病歴：回転性めまい，体幹失調，外眼筋麻痺，四肢脱力，嚥下構音障害，呼吸困難が出現し，ギラン・バレー症候群，脳幹脳炎と診断された．免

---

[1] 熊本機能病院　神経内科　　[2] 今村病院分院　リハビリテーション科　　[3] 国分生協病院　内科
[4] 熊本市立熊本市民病院　神経内科

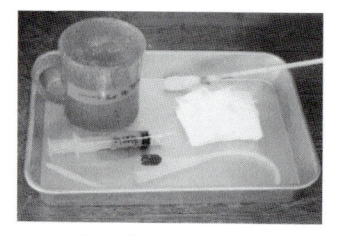

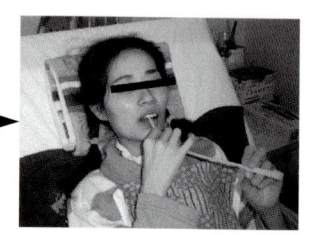

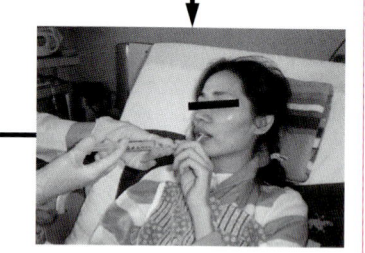

図1　バルーン拡張法の手技

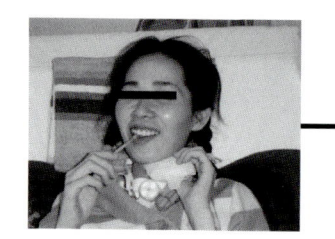

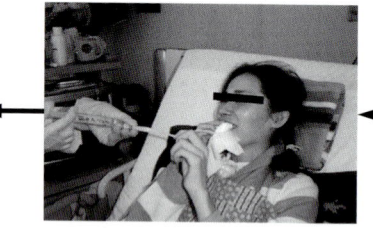

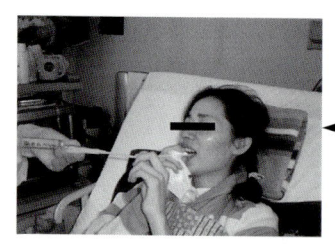

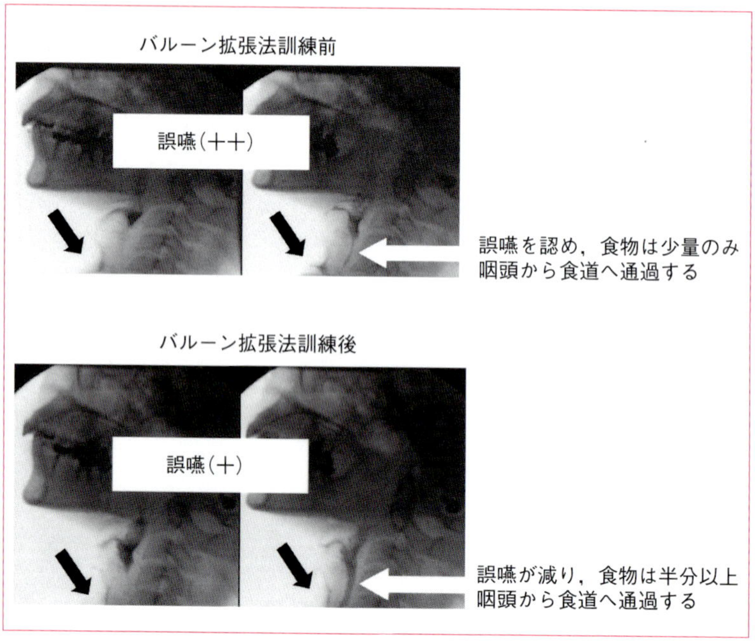

図2　バルーン拡張法前後の嚥下造影

疫グロブリン療法とステロイドパルス療法を施行．人工呼吸器管理，気管切開術を施行された．呼吸筋麻痺は改善したが嚥下障害が残存し，発症2ヵ月後にリハ目的で当院に入院した．入院時，ADL全介助で球麻痺の所見，輪状咽頭筋開大不全を認めた．

嚥下障害に対するリハ処方：① 咽頭頸部のアイスマッサージ，バルーン拡張法，チューブ飲み訓

図3 スピーチングバルブを利用した際の嚥下造影

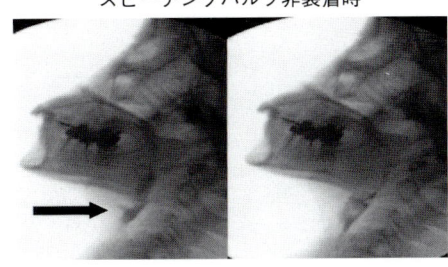

スピーチングバルブ非装着時
喉頭進入がみられる

スピーチングバルブ装着時
喉頭進入はみられない

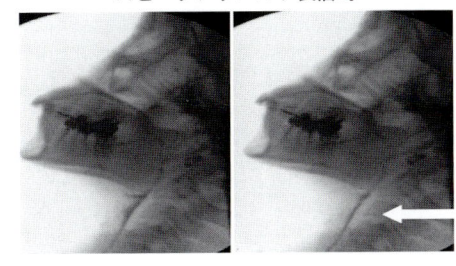

練（図1，2），②頸部・胸郭・肩甲帯のROM訓練，③喀痰排出訓練，④スピーチングバルブを利用して声門越え嚥下（図3）・発声訓練，⑤IOE法（間欠的口腔食道経管栄養法），⑥直接訓練

経過：訓練を開始して20週後に，普通食摂取可能となり，気管切開部も閉鎖した．

考察：バルーン拡張法による嚥下反射の誘発や輪状咽頭筋の廃用予防，声門越え嚥下訓練による声門閉鎖の強化，嚥下パターンの再学習が早期改善につながったと考えられた．当院ではバルーン拡張法を継続することにより，バルーンを引き抜く際の抵抗値が日数に比例し低下していくことを以前報告している[4]．

症例2【難治例】ワレンベルグ症候群（左延髄外側梗塞），胃がん，胃全摘術後（66歳，男性）

現病歴：回転性めまい，小脳失調，感覚障害，構音障害，嚥下障害を発症し，左ワレンベルグ症候群と診断された．1ヵ月後胃がんが発見され，2ヵ月後胃全摘術と腸瘻造設術を施行．発症3ヵ月後リハ目的で当院へ転院となった．入院時，左ワレンベルグ症候群，特に嚥下障害と構音障害は重度であった．球麻痺所見として輪状咽頭筋開大不全と声門閉鎖不全を認めた．

嚥下障害に対するリハ処方：①咽頭頸部のアイスマッサージ，バルーン拡張法，②頸部・胸郭・肩甲帯のROM訓練，③喀痰排出訓練，④声門内転訓練

経過（図4）：激しい下痢のためIVHと経腸栄養を併用しリハを行ったが，唾液すら誤嚥する状態だった．胃全摘後で食道からの逆流あり．発症7ヵ月後に左声帯内転術と左輪状咽頭筋切断を行った．術後はゼリーの経口摂取の誤嚥はなくなり，嗄声の改善，喀痰排出の改善がみられたが，食道からの逆流から誤嚥・肺炎を繰り返し，経腸栄養のみで経過した．

考察：本症例は胃全摘後で食道から喉頭への逆流がみられ，左声帯内転術と左輪状咽頭筋切断後も実用的な摂食まで至らなかった例であるが，このように回復困難な例も経験する．しかし一方でワレンベルグ症候群に対し適切なリハを行うことで嚥下機能が改善していくケースを多く経験する[5]．当院では以前，ワレンベルグ症候群において，食塊の輪状咽頭部優位通過側についての検討を行った結果，優位通過側が患側の場合があり，経時的に変化する症例があることを報告している[6]．必要に応じ，嚥下造影などでの経時的確認が重要と考えられた．

□ 外科的適応

さまざまなリハビリテーションを行っても嚥下

図4 ワレンベルグ症候群 嚥下造影

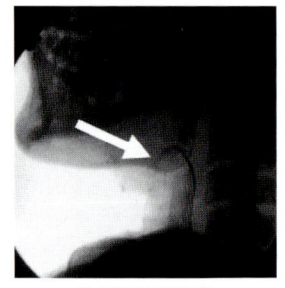

発症3ヵ月後 — 手術前は喉頭進入がみられる

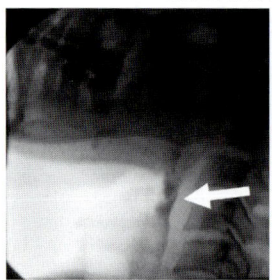

発症7ヵ月後（手術後）— 手術直後は誤嚥はみられない

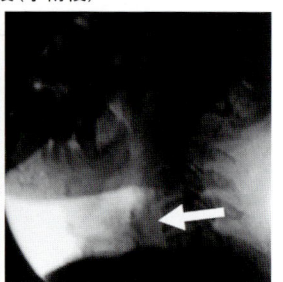

手術後，食道から咽頭への逆流がみられる

機能が回復できない場合，手術を選択することもある．嚥下機能改善術として輪状咽頭筋弛緩不全の場合は輪状咽頭筋切除術，喉頭挙上障害，鼻咽腔閉鎖不全や舌根の運動障害，喉頭の下降期の誤嚥に対しては喉頭挙上術が適応となる．発声機能は失われるが，誤嚥防止のために喉頭全摘術や気道食道分離手術が選択される場合もある．いずれも評価，嚥下訓練を行ったうえで，全身状態，予後，社会的背景を熟考し，適応を判断する必要がある[7]．

おわりに

球麻痺をきたす疾患のうち，可逆性のある疾患に対する嚥下リハは特に有効であることは言うまでもないが，改善しない症例や進行性疾患に対しても随時評価を行い，摂食・嚥下障害に起因する肺炎による全身状態悪化や過度の食事制限によるQOLの低下を招かぬよう，医療・リハ・ケアを行っていく必要がある．

文献

1) 豊倉康夫，萬年徹，金澤一郎，編：神経内科学書 第2版．pp.725, 朝倉書店，東京，2004

2) 水野美邦，編：神経内科ハンドブック 鑑別診断と治療 第3版．pp.260, 東京，医学書院，2003

3) 聖隷三方原病院嚥下チーム，著：嚥下障害ポケットマニュアル 第2版．pp.18, 医歯薬出版，東京，2003

4) 吉原直貴，三石京子，今田吉彦，他：脳幹梗塞による重度球麻痺に対するリハビリテーション 球状バルーン引き抜き抵抗測定によるバルーン拡張訓練の経過について（会議録）．作業療法 21(Suppl)：380, 2002

5) 藤島一郎：脳卒中の摂食・嚥下障害．pp.12-18, 医歯薬出版，東京，2001

6) 三石敬之，三石京子，中西亮二，他：Wallenberg症候群における食塊の輪状咽頭部優位通過側．リハ医学 42：412-417, 2005

7) 道脇幸博，稲川利光：摂食機能療法マニュアル．pp.202-207, 医歯薬出版，東京，2002

IV. リハビリテーションの実際

1. 偽性球麻痺の摂食・嚥下リハビリテーション

藤島 一郎*

- 偽性球麻痺による嚥下障害の特徴は，嚥下に関係する筋肉の運動の協調性の低下と，筋力の低下である．
- 両側の皮質延髄路がどこかで障害（核上性の障害）された場合に偽性球麻痺が起こる．
- 皮質・皮質下病変型，大脳基底核病変型・中心型，脳幹部病変型の3型に分類される．
- リハビリ＝訓練ではない．基礎訓練を摂食訓練を組み合わせ，代償的方法も駆使し，安全に食べ続けることが嚥下機能を維持，回復するいちばんよい方法である．
- リハビリテーションではゴールを明確にしておく必要がある．

Key Words 偽性球麻痺，皮質延髄路（核上性）障害，一側性病変，構音障害，代償的方法

□ 偽性球麻痺による嚥下障害の特徴[1]

偽性球麻痺による嚥下障害の特徴は，嚥下に関係する筋肉の運動の協調性の低下と，筋力の低下が見られることである．また咽喉頭の感覚低下[2]も障害に影響を与えていると考えられる．具体的には口唇での食物の取り込みが悪い，食物が口唇からぽろぽろこぼれる，咀嚼と食塊形成が不十分，食塊を奥舌に送り込めない，咽頭へ食物が入ってから遅れて嚥下反射が起こるなどである．偽性球麻痺は嚥下障害とともに構音障害[3]が重要な症状で，しかも後者のほうが初期から明瞭に認められることも多い．自覚的には「呂律が回らない」「何となくしゃべりにくい」と訴えることが多く，家族や周囲の人からは「しゃべり方がおかしい」「言葉が聞き取りにくい」「酔っぱらったときのようなしゃべり方になった」などと表現される．

□ 病変部位[4]

病理学的には両側の皮質延髄路（核上性の障害）がどこかで障害された場合に偽性球麻痺が起こると考えられている．また文献的には一側性病変による偽性球麻痺の報告[5]，島皮質の関与[6]もあり神経学的に興味がある．一般的に偽性球麻痺は病変部位によって以下の3型に分けられている．特殊な形としてビンスワンガー病，多発脳梗塞痴呆，前頭弁蓋部症候群（anterior operculum syndrome, Foix-Chavany-Marie syndrome[7]）などがある．

1．皮質・皮質下病変型

失語症や構音障害，その他の高次脳機能障害（失行，失認，前頭葉症状，痴呆症状など）をともなうことが多い．このタイプの患者のリハビリテーション上の問題点としては，①意識が集中できず注意が守れず，持続しない，②学習効果がない，③失語があって言語指示が入らない，④失行があって食器がうまく使えないなどがある．

2．大脳基底核病変型，中心型

両側脳内出血後などのように線条体や視床を含んだ病変で，嚥下障害とともに脳血管性パーキンソン症候群の症状を呈する．仮面様顔ぼう，四肢筋肉の硬直，無動や寡動などと表現される運動速度の低下などがみられる．

3．脳幹部病変型

延髄より上の橋や中脳の出血や梗塞で起こる．小さい病変でも強い偽性球麻痺が純粋にみられることがある．大きい病変では眼球運動障害や，眼振，失調症，四肢麻痺などをともなう．有名な「封じ込め症候群 locked in syndrome」はもっとも重症な偽性球麻痺を呈する．脳幹型の偽性球麻痺では発症初期に球麻痺を呈することがある．橋や中脳の大きい出血や梗塞の初期に，隣接する延髄の機能が落ちるためである．急性期を乗り切ると，嚥下反射も回復し偽性球麻痺に移行する．

4．一側性の脳血管障害

意識障害をともなう大きな脳病変では偽性球麻

*聖隷三方原病院　リハビリテーションセンター長

表1 おもなリハビリテーション手技

基礎訓練
1. 頭部挙上訓練
2. アイスマッサージ・空嚥下
3. 咳そう訓練，呼吸法
4. 嚥下体操

摂食訓練に用いる手技，代償法
1. リラクゼーション
2. 嚥下に意識を集中する（think swallow）
3. 頸部前屈
4. 息こらえ嚥下
5. 頸部回旋（嚥下前横向き嚥下）
6. 水分にとろみをつける
7. リクライニング姿勢での飲水，摂食

（藤島一郎，他：神経内科 47：32-40，1997[1]より）

表2 摂食・嚥下能力のグレード

I 重症 経口不可	1	嚥下困難または不能．嚥下訓練適応なし
	2	基礎的嚥下訓練のみの適応あり
	3	厳密な条件下の摂食訓練レベル
II 中等症 経口と補助栄養	4	楽しみとしての摂食は可能
	5	一部（1～2食）経口摂取
	6	3食経口摂取プラス補助栄養
III 軽症 経口のみ	7	嚥下食で，3食とも経口摂取
	8	特別に嚥下しにくい食品を除き，3食経口摂取
	9	常食の経口摂食可能，臨床的観察と指導要する
IV 正常	10	正常の摂食嚥下能力

（藤島一郎：脳卒中の摂食・嚥下障害第2版．p 85．医歯薬出版，東京，1998[4]より一部改変引用）

痺タイプの嚥下障害を呈する．しかし小さな一側性の脳血管障害でも偽性球麻痺を示すことがある．

□ **嚥下障害のリハビリテーション**

偽性球麻痺による嚥下障害にはリハビリテーションがたいへん有効である．訓練法には食物を用いない基礎訓練と食物を用いる摂食訓練がある．基礎訓練は単独で行うときと摂食訓練の前に摂食前訓練として行う場合があるが，両者を有機的に組み合わせて行うことが大切である．機能回復がない場合でも代償的な方法で対応することで摂食能力を獲得できることが多い．強調しておきたいことはリハビリ＝訓練ではないということである．基礎訓練と代償的方法も駆使した摂食訓練を組み合わせつつ，全身にアプローチするなかで安全に経口摂取できる方法を探し出し，安全に食べ続けることが嚥下機能を維持，回復するいちばんよい方法である．偽性球麻痺による嚥下リハビリテーションで用いる代表的な方法を表1にまとめた．また，リハビリテーションではゴールを明確にしておく必要がある．ここでは筆者らが使用している摂食・嚥下能力のグレードを表2に示した．重症偽性球麻痺では口腔期障害が改善せず，グレード7（嚥下食レベルの摂食）にとどまる例が多い．

以上，脳卒中の偽性球麻痺による嚥下障害の特徴と対処法を述べてきた．誌面の都合で嚥下障害の評価や具体的なリハビリテーション訓練には十分触れることができなかった．文献1），4）を参照していただければ幸いである．

文 献

1) 藤島一郎，大熊るり，柴本 勇，他：仮性（偽性）球麻痺による嚥下障害とリハビリテーション．神経内科 47：32-40，1997

2) 石橋敦子，藤島一郎，他：嚥下障害患者の喉頭感覚について—内視鏡と探触子を用いた新しい喉頭感覚評価法—．耳鼻 53（補2）：S 151-161，2007

3) 東儀英夫，豊倉康雄：核上性構音障害および嚥下障害における問題点—とくに両者の解離および一側性大脳半球障害による構音障害について—．神経内科 12：277-286，1980

4) 藤島一郎：脳卒中の摂食・嚥下障害第2版．p 85．医歯薬出版，東京，1998

5) Rousseux M, Lesoin F, Quint S：Unilateral pseudobulbar syndrome with limited capsulothalamic infarction. Eur neurol 27：227-230, 1987

6) Daniels SK, Foundas AL：The role of the insular cortex in dysphagia. Dysphagia 12(3)：146-156, 1997

7) Mariani C, Spinnler H, Sterzi R, et al：Bilateral Perisylvian softnings (Foix-Chavany-Marie syndrome). J Neurol 223：269-284, 1980

IV. リハビリテーションの実際

J. 神経・筋疾患の摂食・嚥下リハビリテーション

野﨑 園子*

- 臨床経過を予測して摂食・嚥下障害の早期からの体系づけた対策が必要である.
- 急速に進行するタイプでは,早期より評価して次におこる障害を予測してあらかじめ,補助栄養やPEG,呼吸管理の併用,誤嚥防止術などの計画をたてる.
- 緩徐進行タイプでは,患者側に摂食・嚥下障害の病識が乏しいことが多い.また,メニューの工夫や調理法の指導,長期化にともなう肺炎や栄養障害,経腸栄養剤による合併症への対策が必要である.
- 嚥下障害が変動するタイプでは悪化時の誤嚥防止対策と寛解時の嚥下機能の再評価がポイントである.
- 摂食・嚥下障害への積極的な対応が,患者の摂食・嚥下能力を最大限に引き出すことは,他の疾患と同様である.

Key Words 早期からの介入,呼吸管理,栄養管理,誤嚥防止術,再評価

　神経筋疾患には,経過や病状の異なる疾患があり,一元的に論ずることはできない.摂食・嚥下障害が問題となるおもな疾患は筋萎縮性側索硬化症(ALS),パーキンソン病(PD),進行性核上性麻痺(PSP),脊髄小脳変性症(SCD),重症筋無力症(MG),多発性硬化症,筋ジストロフィーなどである.

　私たちは,2002年に神経疾患を政策医療としている37の旧国立療養所(現在の国立病院機構)に実態調査をおこなった.その結果,入院中の患者で,調査時,誤嚥性肺炎を発症している患者の割合はALS 2%,PD 4%,PSP 1%,SCD 4%,MG 3%であり,経管栄養を受けている患者の割合(各疾患の患者数を母数とする)はALS 37%,PD 20%,PSP 27%,SCD 31%,MG 6%であった[1].多くの神経筋疾患患者が,嚥下障害を合併症として入院中であったことが明らかになった.

　神経筋疾患の摂食・嚥下障害は進行性であり,介入しても改善しないと,敬遠されがちである.これまでの医療では,重症化した摂食・嚥下障害患者への経管栄養・気管切開などの対応・肺炎治療などが中心であった.しかし,神経筋疾患こそ,その臨床経過を予測して摂食・嚥下障害の早期からの体系づけた対策が必要であり,しだいにその対策についての認知度が高まってきている.

　基本的な対策は他の疾患と同様であるが,摂食・嚥下障害対策のゴールはよりよい栄養管理と食の楽しみである.そこで,神経筋疾患を摂食・嚥下障害の出現様式別,疾患別の観点より,その病態や対策について述べる.

□ 神経筋疾患の嚥下障害の出現様式による分類と対策

　急速に進行するタイプ:ALSなど
　緩徐に進行するタイプ:筋ジストロフィー,パーキンソン病関連疾患,脊髄小脳変性症
　嚥下障害が変動するタイプ:wearing offやon-offのあるパーキンソン病,重症筋無力症,多発性硬化症など

　急速に進行するタイプでは,次に起こる障害を予測して,早期より評価し,あらかじめ補助栄養やPEGの指導,呼吸管理の併用,誤嚥防止術などの計画をたて,患者の理解,受容を援助する.ただし,呼吸管理などは希望しない場合もあり,患者の意思に沿うよう配慮する.また,病状の進行速度に受容が間に合わないことも多く,メンタルケアが重要となる.

　緩徐進行タイプでは,患者側に摂食・嚥下障害の病識が乏しいことが多く,またうつ症状や認知障害をともなうこともある.患者の理解と受容を助けることが第一歩である.また,嚥下調整食を

* 兵庫医療大学 リハビリテーション学部

長期に継続できるよう，メニューの工夫や調理法の指導など介助者へのサポートが重要である．さらに，長期化にともなう栄養障害や経腸栄養剤による合併症への対策が必要である．

嚥下障害が変動するタイプでは悪化時の誤嚥防止対策と寛解時の嚥下機能の再評価がポイントである．つまり，悪化時にはむしろ経口摂取を中止し，一時，経管栄養法をおこない，誤嚥のリスクを減らし，早期寛解を促す．その後，間接訓練の開始とともに嚥下機能検査による再評価をおこない，経口摂取開始の可否を決定する．

いずれの場合も，摂食・嚥下障害への積極的な取り組みが，患者の能力を最大限に引き出すことは，他の疾患と同様であることを忘れてはならない．

□ 代表的な疾患と対策

1．ALS[2,3]

1）摂食障害

上肢筋力低下により食物の口への運搬が困難となり，摂食時間の延長や疲労がみられる．上肢装具の使用は有効である．頸部筋力低下により嚥下運動時の頸部不安定があり，誤嚥のリスクが増加するので姿勢調整が必要である．

2）摂食・嚥下障害経時的変化[4]

咽頭期障害が優位に先行する場合と，口腔期障害が優位に先行する場合があるが，病状が進行すると口腔期・咽頭期ともに重度に障害される．また，呼吸不全と嚥下障害は並行して進行する．

3）経口摂取の中止時期

誤嚥の機会が多く，発熱，痰からみが多くなれば経口摂取は中止し，経管栄養のみとする．食物を口で味わうだけでのみこまず，吸引するなどの工夫をし，味覚を楽しむ配慮を忘れてはいけない．

4）経管栄養について

摂食・嚥下障害時間の延長・摂食による疲労・摂食量減少による体重減少・家人の疲労が強くなれば，経管栄養を考慮する．栄養管理面からも，まだ経口摂取可能な時期からの併用が望ましいと考えられる．ALSで安全にPEG造設をおこなうためには%FVC>50%が必要とされている．また，造設や管理上の合併症発症率は一般に10%以上と決して少なくない[5]．PEGについての十分な情報提供を行い，安全な造設時期を逸しないよう指導すべきである．特に呼吸管理を希望しないALS患者ではPEGの造設と管理に時間を費やすより，容易に導入できる間欠的経口経管栄養法（IOC）を用いて管理するほうがQOLを向上させる[6]．

5）呼吸不全との関連[4]

嚥下障害と呼吸不全は相互に関連している．呼吸不全が存在すれば，摂食・嚥下障害は必発であり，呼吸不全悪化により摂食・嚥下障害はさらに進行する．

しかし，呼吸管理開始後に摂食可能な場合もある．鼻マスクによる間欠的陽圧式人工呼吸（NIV）開始当初は，夜間のみ呼吸器を装着し，摂食時に装着しないことが多い．このような場合，呼吸筋と嚥下筋の双方に負担となり，嚥下障害を増強させることがある．モニター上，摂食時のSpO_2の低下が見られるようであれば，むしろ摂食中にNIVをすべきである．気管切開による人工呼吸についても同様である．

6）誤嚥防止術[7,8]

誤嚥を完全に防止するためには，咽頭から気管への道を完全に閉鎖する誤嚥防止術（気管・食道分離術や喉頭摘出など）を考慮する．誤嚥防止術では気管切開は不可避であり，構音がきわめて困難な症例に限られる．進行期ではこのような気管切開や誤嚥防止術を考慮することで，楽しみのための経口摂取がより永く可能となるとともに痰量が激減する．

早期から客観的評価に基づく摂食・嚥下対策をおこない，良好な全身管理を継続することが，患者のQOLの面からも重要である．

2．パーキンソン病[9,10]

1）発症率が高い

軽症の摂食・嚥下障害も含めると50%前後に嚥下障害が存在するといわれている．

2）運動機能とは関連しない

Hoehn-Yahr重症度1度や2度の軽症でも，誤嚥や咽頭残留がある場合がある

3）摂食・嚥下障害に気づかない場合が多い

誤嚥をしていてもむせない，いわゆる不顕性誤嚥が多くみられる．

4）認知期から食道期まで，摂食・嚥下の各相にわたる多様な障害がみられる．

5）パーキンソン治療薬による影響

① ジスキネジア（不随意運動）
② 口腔乾燥：唾液が少なく，食塊形成困難がみ

られる．

③Off症状：この時間帯には，パーキンソン症状が悪くなり，摂食・嚥下機能が悪化する．

食前にwearing-off現象が強い時は，IOCでパーキンソン病治療薬のみを服用し，on状態になってから摂食できるよう調整する．

6）悪性症候群

むせるため水分摂取を避けていると脱水になりやく，パーキンソン症状が急性に増悪し，悪性症候群となり，摂食・嚥下障害も悪化する．

3．筋ジストロフィー[11,12]

筋ジストロフィーでは咬合障害がしばしば認められる[13]．咬合障害が進行する機序についてはいまだ明確な説明が得られていない，進行期の装置についての有効性の報告がある[14]．DMDでは咬合訓練効果の報告もある[15]．デシャンヌ型筋ジストロフィー（DMD）など一部の筋ジストロフィーでは，口腔期障害は重症だが，嚥下反射が末期まで良好に保たれており，水分のほうが嚥下しやすいことがある[16]．また，筋強直性ジストロフィーでは顎関節脱臼も高率に観察される．呼吸不全の合併している時期の対策についてはALSに準じる．

4．再評価の重要性

ALSや筋ジストロフィーの呼吸不全悪化やパーキンソン病の悪性症候群の時期には，嚥下能力が急に低下し，絶食が必要となっても，病状が安定すれば経口摂取を再開できることもある．進行性疾患であっても，肺炎や呼吸不全，悪性症候群がコントロールでき，安定期に入れば，経管栄養から経口へが可能かどうか，摂食・嚥下機能の再評価が必要である．漫然と経管栄養を妨げることは避けなければいけない[17]．

文献

1）野﨑園子，市原典子，湯浅龍彦：神経難病患者の摂食・嚥下障害対策—国立病院・療養所神経難病病棟における現状と問題点—．医療 57：610-614，2003

2）Millwer RG, Rosenberg JA, Gelinas DF, et al：Practice parameter：The care of the patient with amyotrophic lateral sclerosis (an evidence-based review). Neurology 52：1311-1323, 1999

3）市原典子：筋萎縮性側索硬化症の摂食・嚥下障害—ALSの嚥下・栄養管理マニュアル—．医療 61：92-98，2007

4）野﨑園子，国富厚宏，斉藤利雄，他：筋萎縮性側索硬化症患者の摂食・嚥下障害 —嚥下造影と呼吸機能の経時的変化の検討—．臨床神経学 43：77-83，2003

5）野﨑園子，安東範明，小牟礼修，他：慢性神経筋疾患におけるPEGの安全性と合併症に関する検討．医療 59：89-94，2005

6）野﨑園子，斉藤利雄，松村 剛，他：筋萎縮性側索硬化症患者に対する間欠的経口経管栄養法．神経内科 60：543-548，2004

7）箕田修治：筋萎縮性側索硬化症の嚥下障害に対する誤嚥防止術の適応基準．医療 60：620-624，2006

8）後藤理恵子：誤嚥防止術．医療 61：122-127，2007

9）Leopold NA, Kagel MC：Pharyngo-esophageal dysphagia in Parkinson's disease. Dysphagia 12：11-18, 1997

10）Leopold NA, Kagel MC：Prepharyngeal dysphagia in Parkinson's disease. Dysphagia 11：14-22, 1996

11）Matsumoto S, Morinushi T, Ogura T：Time dependent changes of variables associated with malocclusion in patients with Duchenne muscular dystrophy. J Clin Pediatr Dent 27：53-61, 2002

12）野﨑園子：筋ジストロフィーの摂食・嚥下障害—Duchenne型筋ジストロフィーと筋強直性筋ジストロフィー．医療 61：381-388，2007

13）舘村 卓，野﨑園子，神野 進：デュシェンヌ型筋ジストロフィー例における摂食・嚥下障害の発生に関わる歯科的因子についての検討．医療 61：804-810，2007

14）有田憲司：筋ジストロフィーの歯列・咬合異常による咀嚼障害に対する咬合床を用いた治療法．医療 61：811-818，2007

15）杉下周平，野﨑園子，川崎聡大，他：Duchenne型筋ジストロフィーに対する咬合訓練．耳鼻と臨床 53：96-100，2007

16）Nozaki S, Umaki Y, Sugishita S, et al：Videofluorographic Assessment of Swallowing Function in Patients with Duchenne Muscular Dystrophy. Clin Neurol. 47：407-412, 2007

17）湯浅龍彦，野﨑園子編：神経・筋疾患摂食・嚥下障害とのおつきあい―患者とケアスタッフのために―．92-96，全日本病院出版会，2007

IV. リハビリテーションの実際

K. 摂食・嚥下補助装置・訓練用器具

鄭　漢忠*
てい　かんちゅう

- 摂食・嚥下補助装置・訓練用器具は現状では主として準備期・口腔期に対してのものである．
- 口腔機能訓練のエビデンスは少ない．
- 訓練用器具は歯科の特性を生かして個人ごとに作成することが可能である．
- 義歯は最高の摂食・嚥下補助装置であり，訓練用器具である．
- 医療工学との連携により新たな摂食・嚥下補助具・訓練用器具の開発が期待される．

Key Words　摂食・嚥下補助装置，摂食・嚥下訓練用器具，準備期・口腔期，義歯，医療工学

はじめに

これまで知られている摂食・嚥下補助装置の多くは準備期・口腔期を補助するものであり，咽頭期・食道期を補助する装置は現時点では開発されていない．捕食のための補助具や食器類については介護補助具として開発されており，広い意味では摂食・嚥下補助用器具と考えてよい．摂食・嚥下リハビリテーションの成書には訓練用器具についての記述は少なく，バルーン法を除いては広く普及しているとはいえない．この原因の一つとして，準備期や口腔期の訓練法には定まったものがなく，また，訓練の有用性に関するエビデンスが少ないことがあげられる．口腔ケア用品も広い意味では訓練用器具に含めることができるが，ここではふれない．

□ 摂食・嚥下補助装置，訓練用器具

現在用いられている摂食・嚥下補助装置の多くは準備期ならびに口腔期の補助や強化のためのものである．舌接触型口蓋補助床は主として口腔癌術後に舌と口蓋の接触を強化するために用いられる[1]．また，脳血管障害の患者にも応用可能である．Swallowaid[2,3]は上顎のみに用いる義歯用の装置で，義歯を長期にわたり使用していない，もしくは下顎義歯が使用不可能な患者に用いられる．これにより嚥下時の上下顎のストップや舌の正常な動きが期待される．Palatal Lift Prostheses (PLP) は元来鼻咽腔閉鎖不全による開鼻声をともなう構音障害の改善のため，口蓋裂患者に用いられてきたものであるが，近年摂食・嚥下補助装置として用いられてきている[4]．

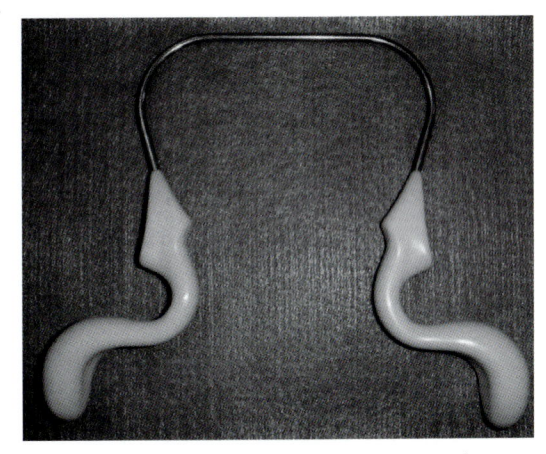

図1　インリップス®（(株)ドクターエル）
白色のウィング部を口腔内に入れて使用する．

口唇閉鎖機能改善の訓練として，これまで成書にはボタン法や舌べらなどを用いる方法が記載されている．これらの方法は材料の入手が簡単であり，施設や在宅でも可能な方法である．しかしこれらの方法では引っ張り強さが必ずしも口輪筋筋活動量と一致せず，口唇の閉鎖機能を改善させるためには口輪筋全体賦活するような，一定の面積と厚みをもった訓練用具が必要であると報告されている[5]．口腔は空洞器官であり，空洞の形状を複雑に変えながら機能する．また，口腔の形状は個人によって異なっており，規格化された訓練器具

*北海道大学大学院歯学研究科　口腔顎顔面外科学

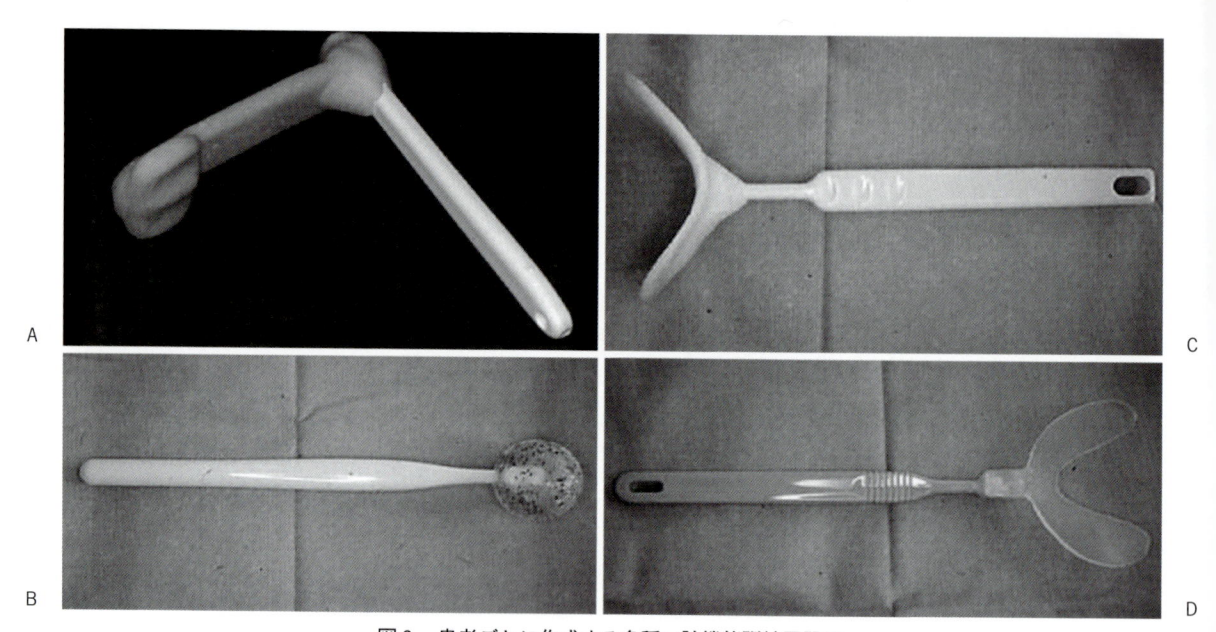

図2 患者ごとに作成する各種口腔機能訓練用器具
A：舌根部訓練用, B：頬筋のストレッチ用, C：口唇閉鎖訓練用, D：咀嚼訓練用.

を考案することは難しい．パタカラ®（(有) デンタルユーミー）やインリップス®（(株) ドクターエル）（図1）のように市販されている訓練用器具もあるが，個人の口腔形状との適合性ならびにその有効性についての検証は十分とはいえない．歯科ではその特性を駆使して個人の口腔の状況に合わせたオーダーメイドの訓練器具を作成することが可能である．舌根部の訓練用器具，頬筋のストレッチ用器具，咀嚼訓練用器具などである（図2）．咀嚼訓練はタッピングから開始し側方運動へと進めていく．準備期，口腔期の訓練に先立ち，表情筋や咀嚼筋のリラックスが不可欠である．マイオモニター®（マイオトロニクス社，米国）は通常顎関節症患者の筋肉のリラクセーションに用いられるが，摂食・嚥下訓練用具としての応用が可能である．

おわりに

摂食・嚥下補助具ならびに訓練用器具は今後の開発が期待される．医療工学と連携して新たな嚥下補助具，神経刺激による知覚や運動能の改善器具などの開発が望まれる．ただし，現時点では義歯が最高の摂食・嚥下補助具であると同時に訓練用器具でもある．摂食・嚥下機能訓練を開始する際には，まず義歯の装着が可能かどうかを検討することが重要である．

文　献

1）有岡享子，石田　瞭，他：口腔腫瘍術後の摂食・嚥下障害に対し舌接触補助床（PAP）を適応した5症例．日摂食嚥下リハ会誌9(1)：76-82，2005

2）向井美惠，水上美樹，他：嚥下障害のある高齢者に対する嚥下補助装置の試み．老年歯学12：143-144，1997

3）田村文誉，鈴木司郎，他：無歯顎患者における垂直的顎位の変化が嚥下時舌運動に及ぼす影響．日摂食嚥下リハ会誌7(2)：134-141，2003

4）片桐伯真，藤島一郎，他：弾力のある可動域をもった軟口蓋挙上装置（モバイル軟口蓋装置 Fujishima type）の考案と使用経験．日摂食嚥下リハ会誌7(1)：34-40，2003

5）館村　卓，佐々生康宏，他：ボタン訓練法における訓練具の大きさが引っ張り力と口輪筋活動へ及ぼす影響．日摂食嚥下リハ会誌6(1)：49-55，2002

第 V 章

最新のトピックス

A．介護保険と摂食・嚥下障害
B．米国の摂食・嚥下リハビリテーション
　　－Dysphagia Rehabilitation
　　　　in the United States－

V. 最新のトピックス

A. 介護保険と摂食・嚥下障害

植田耕一郎*

- 平成18年度に改定された介護保険には、介護の重度化を予防するために「新予防給付」という新たな制度が導入され、口腔機能の向上支援が介護サービスの一つとなった。
- 摂食・嚥下機能の向上をはかることにより、気道感染予防、運動機能の維持・向上、栄養改善、および食べる楽しみの獲得がなされることが論証されている。
- 改定介護保険においては、地域包括支援センターが核となり、新予防給付が遂行される。
- 口腔機能向上の支援は、職種による制限のない介護予防施策である。

Key Words 改定介護保険，新予防給付，口腔機能の向上支援，摂食機能訓練，口腔ケア

はじめに

介護保険元年である2000年に要介護高齢者は280万人となり、そのうちの220万人が介護保険を受給した。2004年に介護保険は、受給した高齢者が、410万人となり目覚しい普及を示した。410万人の内訳をみると、要支援、要介護1という比較的軽度な要介護者が200万人を占めていることがわかった。しかもこの200万人は、過去3~4年の間に介護度が重度化することはあっても、生活機能を維持したり、自立し介護保険が不要になったりする例は、ほとんどないこともわかった。このペースで高齢化が進むと2015年には介護保険受給者は640万人になると予測されている。

そこで、平成18年度介護保険は、介護の重度化を予防するために「新予防給付」という新たな制度が導入された。本制度は、①運動器の機能向上、②栄養改善、③口腔機能の向上 という3本の柱から成り立っている。

□ 新予防給付における
口腔機能の向上支援の必要性
~摂食・嚥下機能の向上としての口腔ケア~

改定前の介護保険には、口腔に関するアセスメントを行う機会がなかった。したがって高齢者の口腔機能および口腔衛生管理は放置されてきたために、四肢体幹の機能が健康に近い状態でも、「口腔は寝たきり」といった状態になってしまった。「口腔にも障害と廃用がある」ということを是非、認識していただきたい（図1）。このような泣き寝入り状況と化してしまった高齢者に対して、遅まきながら口腔ケアが、平成18年度より公の舞台に立つこととなった。

口腔機能の向上支援は、総じて摂食・嚥下機能の向上を行っていく。これにより、気道感染予防、運動機能の維持・向上、栄養改善、および食べる楽しみの獲得がなされることが、数々の介入研究により論証されている。たとえば、口腔ケアと気道感染予防や運動機能の維持・向上との関連ついては、老人保健施設の470名を対象にした1日3回の歯科衛生士による介入研究報告がある[1]。表1に示すように2年間の追跡調査により非介入群に比べて介入群では、MMSEの低下の程度が有意に少なく、ADLも低下しにくい傾向にあった。また発熱の発生、肺炎発症および肺炎による死亡者数とも有意に低く、非介入群では介入群より肺炎の発症リスクが1.7倍高いことが証明されている。

□ 口腔機能向上の支援の施行の流れ（図2）

平成18年度改定介護保険においては、要支援と判定された者に対して、新予防給付としてのアセスメントが認定審査会にて実施される。このアセスメント項目の中に、口腔機能に関する項目が入り、口腔機能の異常が疑われる項目にチェックがある場合には、地域包括支援センターにて、保健師や主たるケアマネージャー、専門職らによりケアプランが立案される。サービス受給の承諾が本

* 日本大学歯学部　摂食機能療法学講座

図1 脳卒中発症後の口腔内所見

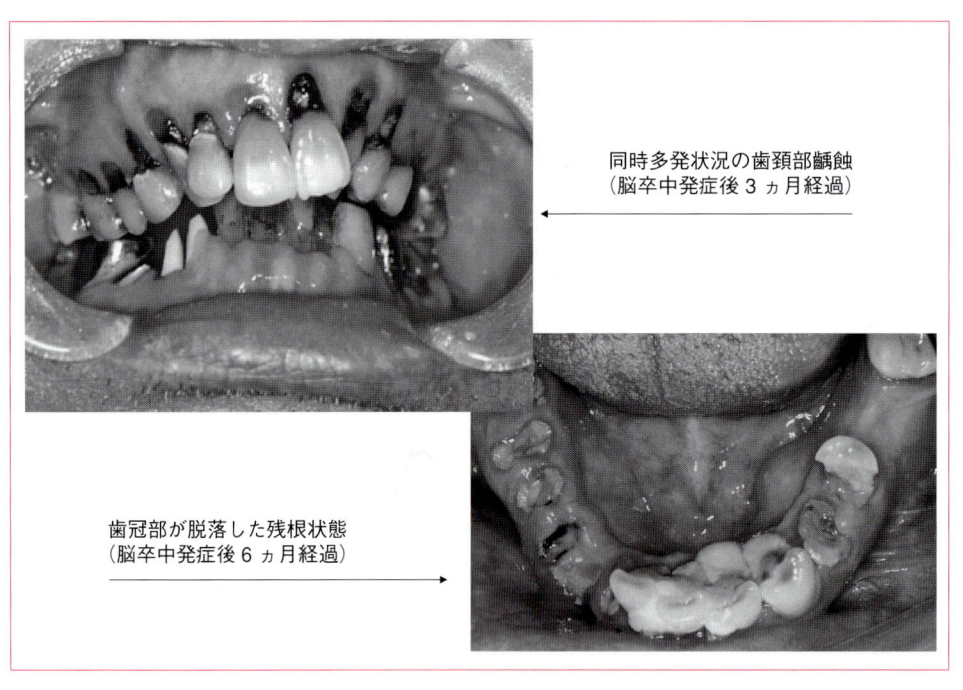

同時多発状況の歯頸部齲蝕
（脳卒中発症後3ヵ月経過）

歯冠部が脱落した残根状態
（脳卒中発症後6ヵ月経過）

表1 口腔清掃の運動機能および認知機能に対する効果[1]

		人数	ADLとMMSEの6ヵ月ごとの評価				
			介入前	6ヵ月後	12ヵ月後	18ヵ月後	24ヵ月後
ADL	介入群	170	16.9 (6.3)	−0.4 (2.9)	−1.4 (3.7)	−1.4 (3.4)	−2.1 (4.0)
	非介入群	152	16.9 (6.7)	−0.4 (2.6)	−1.5 (4.0)	−2.2 (3.7)	−2.3 (3.7)
MMSE	介入群	170	14.3 (6.9)	0.3 (4.2)	−0.7 (4.9)	−1.3 (6.4)	−1.5 (4.9)*
	非介入群	152	15.0 (8.4)	−0.4 (3.7)	−1.1 (4.8)	−2.0 (5.8)	−3.0 (5.9)

（値は平均（標準偏差）を示す．*$p<.05$）

人から得られたなら，事業所によりサービスの提供がなされる．サービス提供の主たる職種は，歯科衛生士，看護師，言語聴覚士などになるが，他療法士，介護職員など職種は問わず，また職種による訓練内容の制限はない．

実施場所は，デイサービスにて通所介護や通所リハビリテーションの食堂や機能訓練室などのスペースが適していると思う．口腔清掃の指導を実施するにあたっては水道設備のあることが望ましい（図3）．実施内容の概要は表2に示したとおりであるが，二次アセスメントに関しては，客観的・専門的な評価が必要とされるので，歯科衛生士，言語聴覚士，看護職員が行うことになる．

□ 介護保険における摂食・
　嚥下リハビリテーションの普及

他項で記載されているとおりに，摂食・嚥下障害における咀嚼期障害や口腔期障害に対する訓練手技が，改定介護保険の中で実施される摂食機能訓練にほぼ相当すると思う．

摂食・嚥下リハビリテーションや摂食機能療法は医療であるがゆえに，コメディカルは，医師，歯科医師の診療補助や介助としての立場であった．しかし，介護保険における摂食機能訓練は，実施者としての立場になる．各医療職，介護職は，口腔ケアの理念と手技を，今後身に着けていく必要がある．

またケア実施にあたって医師，歯科医師は指示をする立場にあることは今までと変わりはないが，

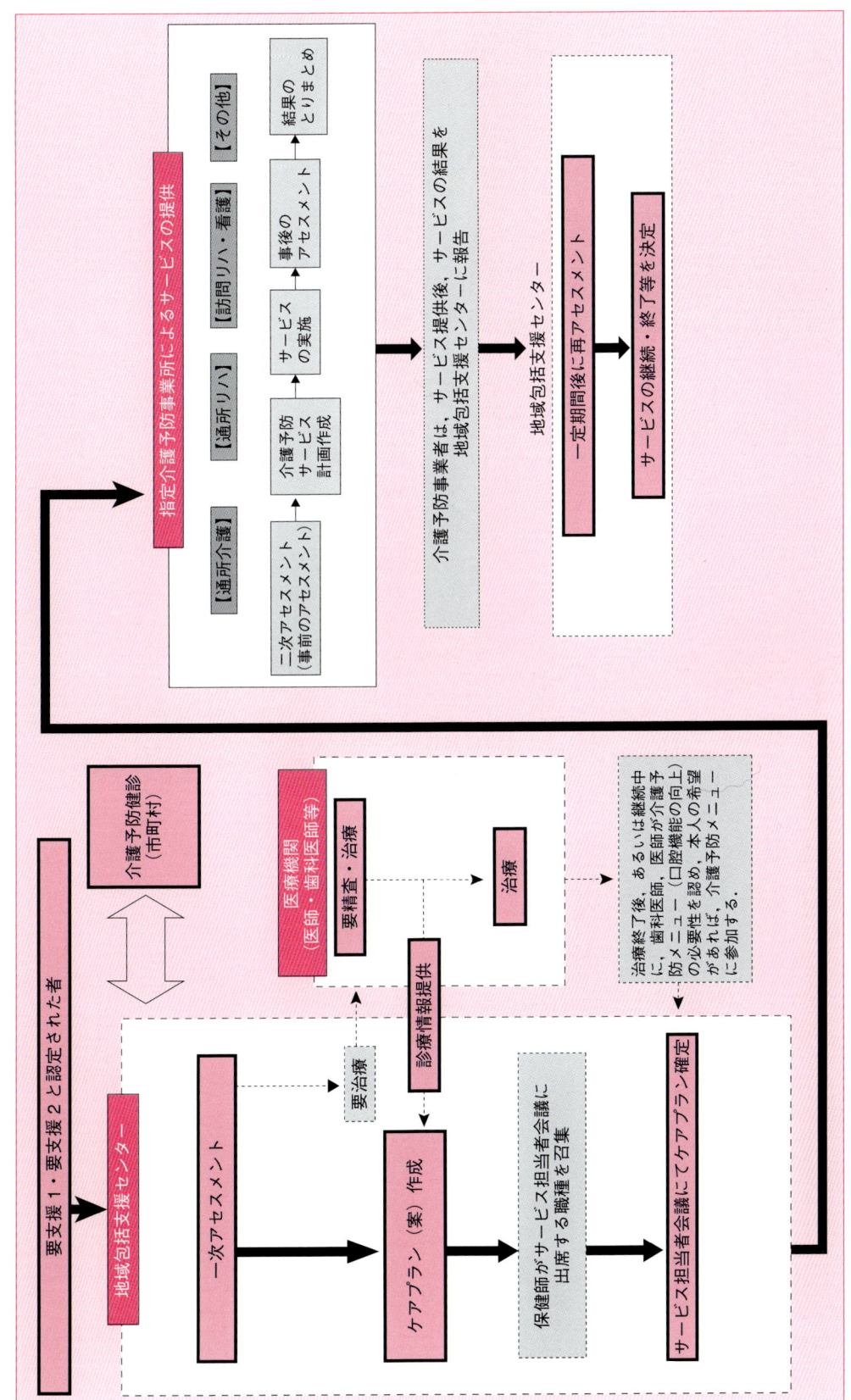

図2 新予防給付の「口腔機能の向上」のサービス利用の流れ

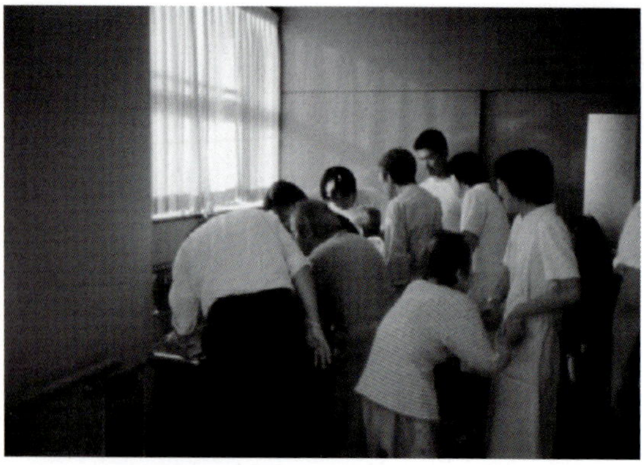

図3 通所介護施設における口腔清掃支援（洗面所にて）

今までのように口腔に関心のある少数の者だけに委ねた事業とするのであれば，高齢者の泣き寝入り状況は解消されることはないだろう．

要介護高齢者に対して，口腔ケアを施せば，瞬時のうちに口腔は色合いと潤いをみせ，表情の表出が豊かになることは，臨床上頻繁に経験するところである．タッチした瞬間からドラマチックな変貌を遂げる器官として，口腔は最たる器官であるように思える．一生を通じて，おいしく，楽しく，安全な食生活を営むために，われわれは今何ができるのか，介護予防の新時代に向けて正面から取り組んでいきたい．

表2 実施内容の概要

地域包括支援センターにおいて介護予防プランが確定され，指定介護予防事業者により以下の手順でサービスの提供が行われる．

1）二次アセスメント（事前のアセスメント）
2）介護予防サービス計画の立案
3）介護予防サービス計画の説明と同意
4）口腔機能向上のサービスの提供
5）モニタリング
6）事後のアセスメント
7）地域包括支援センターへの報告

・3ヵ月を1実施期間としてサービスを提供する．

文 献

1) Yoneyama T, et al : Oral care and pneumonia. Lancet（Aug 7）: 384-818, 1999

V. 最新のトピックス

B. 米国の摂食・嚥下リハビリテーション
―Dysphagia Rehabilitation in the United States―

松尾浩一郎[1]　Denise M. Monahan[3]　Jeffrey B. Palmer[2,4]

- アメリカ合衆国での摂食・嚥下リハビリテーション（以下，嚥下リハ）は1980年代から急速に発展してきた．
- 現在の嚥下リハの臨床，研究では，言語聴覚士（Speech-language pathologist：SLP）が重要な役割を果たしている．
- SLPの診療活動範囲（scope of practice）は日本より大きい．
- はっきりとした論理的，科学的原理に基づいた嚥下リハ治療が求められている．
- 嚥下リハに関わるおもな学会には，Dysphagia Research Society（DRS）とAmerican Speech-Language Hearing Association（ASHA）がある．

Key Words　言語聴覚士（Speech-language pathologist：SLP），嚥下造影検査（Videofluorographic swallowing study：VFSS），嚥下内視鏡検査（Fiberoptic endoscopic evaluation of swallowing：FEES），Dysphagia Research Society, American Speech-Language Hearing Association

はじめに

アメリカ合衆国での摂食・嚥下リハビリテーション（以下，嚥下リハ）は1970年代後半から注目を集めるようになり，80年代になって臨床的にも学術的にも急速に発展してきた．そのなかでも，先駆者的な役割を果たしたのが，言語聴覚士（Speech-Language Pathologist：SLP）であるLogemannやLangmore，リハビリ医のSiebens，消化器医のShakerなどである．日本での嚥下リハはこれを追いかけるかたちで90年代前半から発展してきたので，日本での嚥下リハはアメリカのものに似ているものの，日本独自に発達してきた部分もある．本稿では，現在のアメリカでの嚥下リハについて，日本とは異なる点を中心に述べる．

臨床活動

1. 概要

アメリカ合衆国での嚥下リハには多職種の人々が関わっているが，SLPがその中心的役割を担ってきたために，現在の嚥下リハの臨床，研究においてもSLPが非常に重要な役割を果たしている．一般的な嚥下リハの流れは，医師からSLPへ治療依頼がでた後に，SLPが患者の評価を行い，治療計画を立て，訓練，帰結評価までを医師と相談しながら進めていく．アメリカでは州ごとにSLPの診療範囲（scope of practice）が決められているために，診療範囲が州によって異なるが，日本と比べるとSLPの診療範囲は広い．

嚥下リハは，病院（入院，外来）や施設（老人ホームなど）で行われる．リハビリ病院の入院期間が日本に比べ非常に短いため，嚥下リハも外来診療の割合が大きくなる．患者は入院リハビリ後，老人ホームなどの施設や自宅へと移ることとなるが，経口での栄養摂取がしっかりできていない限り，胃瘻が造設されることとなる．胃瘻が造設されていないと患者を受け入れないという施設も多い．

2. 評価

嚥下リハはまず，さまざまな科の医師（リハビ

---

[1] 松本歯科大学大学院　健康増進口腔科学講座
[2] Department of Physical Medicine and Rehabilitation, Johns Hopkins University School of Medicine
[3] Department of Rehabilitation Services, Good Samaritan Hospital, Baltimore, Maryland
[4] Department of Otolaryngology-Head and Neck Surgery, and Center for Functional Anatomy and Evolution, Johns Hopkins University School of Medicine

リテーション科，耳鼻科，消化器科，神経内科など）から嚥下障害の疑いのある患者がSLPへと紹介される．SLPははじめにベッドサイド評価を行う．カルテを見て既往歴を調べ，口腔，咽頭の運動機能をテストする．さらに簡単なフードテストなどを行う．ここまでの臨床評価をふまえ，さらに器械を用いた評価（嚥下造影検査 Videofluorographic swallowing study：VFSSや嚥下内視鏡検査 Fiberoptic endoscopic evaluation of swallowing：FEES など）が必要かどうか，それともそのまま食事が可能かを判断する．SLP の VFSS，FEES の使用権限の規定は，州によって異なっている．

3．嚥下造影検査 VFSS，嚥下内視鏡検査 FEES

VFSS 施行に関する American Speech-Language Hearing Association（ASHA）のガイドラインのなかで，VFSS中に放射線科医は必ずしも必要ないと述べられている一方で，多くの州では検査中には医師がその場にいなければいけないと規定されている．通常はSLPと医師（放射線科医またはリハビリ科医）もしくは，SLPと放射線技師の組み合わせにて VFSS を施行し，診断を行う．これにより，SLP が摂食・嚥下機能について診断し，おもに医師が解剖学的な医学的診断を行う．

VFSS 用に粘稠度があらかじめ調節されたバリウムが市販されている．この標準化されたバリウムを使用することにより，常に均一の物性のもとで嚥下試験を行うことができる．粘稠度は低いほうから Thin, nectar, honey, pudding の4レベルとなっている（図1）．日本ではこの製品の認可は下りていないため，日本での入手は困難である．

FEES についても，州によって規則が異なる．しかし，通常 SLP 自身が内視鏡を挿入，操作することができることが多い．内視鏡観察，診断を医師（耳鼻科医，リハビリ医，呼吸器医など）とともに行う．FEES 施行についても ASHA からガイドラインがでている．

4．治療，訓練

臨床評価，VFSS，FEES などから治療目標を決定し，訓練計画を立てる．多くの嚥下リハ訓練は，日本で行われているものとほとんど同じである．米国での特徴的な治療方法をここで述べる．

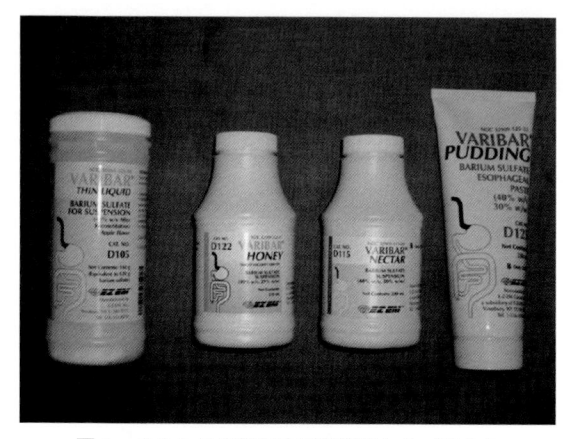

図1　あらかじめ粘稠度が調節されたバリウム
バリウム粘稠度を常に一定にして検査を行うことができる．左より，Thin, Honey, Nectar, Pudding.

近年日本でも広まりつつある Shaker 訓練は，上食道括約筋開大の障害を持つ患者に対し，括約筋の開大機能改善を目的として，オトガイ下の筋群を強化するのに有用で広く用いられている．対照臨床試験で，この手技の有効性が認められており[1,2]，この訓練は，論理的，科学的原理に基づいている数少ない摂食・嚥下リハ療法の手技のうちの一つである．

近年，表面電気刺激を用いた摂食・嚥下リハビリテーション療法機器が米国で開発された．FDA（Food and Drug Administration）の認可も下りており，これを用いた治療は一般病院を中心に広まっている．しかしながら，その効用については科学的な根拠がほとんど出されておらず，むしろ反対の作用も報告されている[3,4]．嚥下への有害作用がないということがはっきりと証明されてからの使用が望まれる．この機器の日本での認可は下りていない．

日本では一般的に用いられている食道入口部のバルーンによる開大療法は，アメリカではあまりなされていない．食道入口部の狭窄に対して消化器医によって開大が行われることがあるが，通常1回のみである．

アメリカ栄養学会（American Dietetic Association：ADA）によって National Dysphagia Diet が発表されている．この指標は嚥下リハでの推薦されるべき段階的食品物性を報告しているが[5]，食品物性の概要について述べているにとどまっており，実際の嚥下リハに直接応用することは難しい．

一般的に食事レベルは，puree（ピューレ食），mechanical soft ground（細かく挽いてある軟食），mechanical soft chopped（刻んだ軟食），regular（常食）と段階が上がっていく．ゼラチンで作られたゼリーは，日本では嚥下障害開始食として用いられているが，アメリカでは口の中で溶けてしまうと，さらさらの液体として咽頭へと流れていってしまうという認識から，あまり使用されていない．

□ 学術的活動

摂食・嚥下リハビリテーションに関連する大きな学会が二つある．一つは，Dysphagia Research Society（DRS）である．1986年に発足し，2006年3月に14回目の学術大会が開催される．昨年度の学術大会参加者は225人であった．こちらの学会はSLPがいちばん多いが，その他にリハビリ医，消化器科医，耳鼻科医，などの参加がある．日本では歯科医師，衛生士も嚥下リハへ積極的に参加しているが，アメリカでは歯科関係者の参加はほとんど見られない．もうひとつの学会は，SLPの学会American Speech-Language Hearing Association（ASHA）のDivision 13, Swallowing and Swallowing Disorders（Dysphagia）である．会員のほとんどはSLPである．

文 献

1）Shaker R, Kern M, Bardan E, et al：Augmentation of deglutitive upper esophageal sphincter opening in the elderly by exercise. Am J Physiol 272：G 1518-1522, 1997

2）Shaker R, Easterling C, Kern M, et al：Rehabilitation of swallowing by exercise in tube-fed patients with pharyngeal dysphagia secondary to abnormal UES opening. Gastroenterology 122：1314-1321, 2002

3）Ludlow CL, Humbert I, Saxon K, et al：Effects of Surface Electrical Stimulation Both at Rest and During Swallowing in Chronic Pharyngeal Dysphagia. Dysphagia 21：1-10, 2006

4）Suiter DM, Leder SB, Ruark JL：Effects of Neuromuscular Electrical Stimulation on Submental Muscle Activity. Dysphagia 21：56-60, 2006

5）McCallum SL：The National Dysphagia Diet：implementation at a regional rehabilitation center and hospital system. J Am Diet Assoc 103：381-384, 2003

索　引

〔欧　文〕

A

ALS　121, 122
American Speech-Language Hearing Association (ASHA)　134
aspiration　31
aspiration after swallow　32
aspiration before swallow　32
aspiration during swallow　32

C

chew swallow　33
Chin tuck　33
command swallow　33

D

direct therapy　96
Dysphagia Research Society (DRS)　135
Dysphagia Severity Scale (DSS)　72

E

EN (Enteral Nutrition)　49

F

FEES® (Fiberoptic Endoscopic Evaluation of Swallowing)　25
FT (Food Test)　20

H

head raising exercise　4, 93, **94**
huffing　90

I

IC　62, 63

L

LES (lower esophageal sphincter)　39
LOM (likelihood of malnutrition)　108

M

MEBD　21
Mendelsohn maneuver　94
microaspiration　58
Modified Evans Blue Dye Test　21
Modified Water Swallowing Test　19
MWST　19

N

National Dysphagia Diet　134
NG　61, 62, 63
NST 呼吸療法チーム　107
NST 褥瘡対策チーム　107
NST 生活習慣病対策チーム　107
NST 摂食・嚥下障害チーム　107
NST 病院食改善チーム　107

O

OE 法　62

P

Palatal Lift Prostheses (PLP)　125
PEG (Percutaneous Endoscopic Gastrostomy)　49, 61, 62, 63
penetration　31
Pre-and Post-Swallowing X-P　20
Process model　**41**

R

RSST (Repetitive Saliva Swallowing Test) 18

S

Secretion Scale 28
self assessment（自己評価） 108
Shaker 訓練 4
silent aspiration 25,31
squeezing 90
stage II transport 7,8,9,41
Substance. P. 65,66

supraglottic swallow 102
Swallowaid 125
SwXP 20

T

think swallow 102

U

UES (upper esophageal sphincter) 38,39

V

videoendoscopy (VE) 16,25,85
videofluorography (VF) 16,30,85

〔和　文〕

あ

安全範囲　97
息止め嚥下　102
意識状態　17
胃食道逆流　28,58
一側性の脳血管障害　119
医療安全管理　107
胃瘻　61,62,63
咽頭　77
咽頭期障害　97,101
咽頭残留　94,94,97
咽頭内圧　93
埋め込み電極　52
運動訓練　92
運動点　52
栄養アセスメント　108
栄養管理　107
栄養サポートチーム（nutrition support team；NST）　107
栄養障害予備群　108
栄養摂取状況　16
栄養補給　104
栄養療法　107
嚥下機能改善手術　54
嚥下訓練　45
嚥下後誤嚥　32,97
嚥下手技獲得訓練　93
嚥下障害　81
嚥下食ピラミッド　112
嚥下前誤嚥　32,97
嚥下前・後レントゲン撮影　20
嚥下造影（VF）　16,30,85,134
嚥下造影装置　30
嚥下造影用椅子　30
嚥下中誤嚥　32,97
嚥下内視鏡検査　25,31,85,134
嚥下の意識化（think swallow）　102
嚥下反射　45,82

嚥下反射惹起　94
嚥下反射惹起性　94
嚥下反射の遅延　97
嚥下反射誘発　94
嚥下反射誘発手技　94
嚥下法　97,102
横舌筋　76
横披裂筋　80
オトガイ舌筋　76

か

開口-閉口訓練　93
介護保険　129
介護予防　132
咳嗽訓練　93
外側輪状披裂筋　80
改訂水飲みテスト　19
咳テスト　21
咳反射　45,58
下咽頭収縮筋　79
覚醒　98
覚醒レベル　97
下喉頭神経　80
下縦舌筋　76
下食道括約筋　39
ガストログラフィン®　31
過敏　82
過負荷の原理　5
カプセル　68,69
加齢変化　37
加齢変化，嗅覚　37
加齢変化，呼吸　39
加齢変化，舌圧　38
加齢変化，咀嚼　38
加齢変化，唾液分泌　38
加齢変化，味覚　37
感覚低下　119
間歇的経管栄養法　61,62
間接訓練　4,96

顔面神経　77
機会誤嚥　86,88
気管支聴診　21
気管食道動脈　80
気管食道吻合術　55
偽性球麻痺　119
基礎訓練　4,120
基礎疾患　16
気道汚染　103
気道クリアランス法　90
気道防御機構　89
機能再建手術　5
機能的嚥下障害　54
機能的電気刺激　52
逆流性食道炎　66
嗅覚加齢変化　37
協調性低下　119
筋弛緩薬　65
筋ジストロフィー　121,123
筋力低下　119
口すぼめ呼吸　89
訓練効果　95
訓練手技　92,95
訓練法　92
訓練法・訓練条件の選択　96
経管栄養法　61,61,62
経口摂取　108
経腸栄養　49
茎突咽頭筋　79
茎突舌筋　76
経鼻経管栄養法　61,61
経費削減　107
経皮内視鏡胃瘻造設術　61
頸部回旋（法）　33,102
頸部可動域拡大訓練　93
頸部聴診法　20
構音訓練　93
構音障害　119
口蓋咽頭筋　79
口蓋垂筋　79
口蓋舌筋　77

口蓋帆挙筋　77
口蓋帆張筋　77
口腔・咽頭部の形態　81
口腔乾燥症　46
口腔機能の向上　129
口腔ケア　45,108,129
口腔ケアシステム　45
口腔細菌叢　45
口腔内圧　93
口腔内移送困難　97,98
口腔内残渣　94
口腔内歯科的所見　18
口腔内-舌への感覚刺激　93
口腔内崩壊錠　66
口腔保健　45
交互嚥下　102
高次脳機能　17
高次脳機能障害　119
甲状披裂筋　80
口唇・舌の訓練　93
口唇閉鎖困難・不全　97
抗精神病薬　65
喉頭 larynx　79
喉頭挙上術　55
喉頭周囲筋群のストレッチ　93
喉頭内侵入　31
喉頭閉鎖機能　27
喉頭閉鎖術　55
後輪状披裂筋　80
高齢者　107
高齢者医療　108
誤嚥　31,82,97
誤嚥性肺炎　28,45,56,59,65,103
誤嚥防止術　122
呼吸加齢変化　39
呼吸訓練　93
呼吸理学療法　89
呼吸練習　89
鼓索神経　77

さ

座位安定　93
在院日数　107
座位保持　97
作業療法士　98
サブスタンスP　65, 66
酸素飽和度　21
歯科医療従事者　45
耳管咽頭筋　79
姿勢管理　90
姿勢の工夫　100
姿勢保持　93
舌　76
舌の訓練　92, 93
斜披裂筋　80
準備期・口腔期障害　97, 98
準備期障害　81
上咽頭収縮筋　79
上喉頭神経　80
錠剤　68, 69
上肢機能　97
上肢・体幹機能の障害　98
上縦舌筋　76
上食道括約筋　39
食塊形成　99
食具　99
食事介助　104
食道　80
食道期の嚥下障害　82
食道枝　80
食道動脈　80
食道入口部開大　94
食物形態　97, 99, 101
食物テスト　20
食物の送り込み　93
食物の物性　81
食器の工夫　101
神経学的所見　17
神経筋疾患　66
深呼吸　89

身体所見　15
新予防給付　129
随意的な咳嗽　90
垂直舌筋　76
スクイージング　90
スクリーニングテスト　18
制酸剤　58
声門越え嚥下　102
声門閉鎖　94
脊髄神経　76
舌圧加齢変化　38
舌圧計　94
舌咽神経　77
舌下神経　76
舌骨舌筋　76
舌根後退運動　93
摂食　45
摂食・嚥下機能　129
摂食・嚥下訓練の帰結指標　72
摂食・嚥下障害　16, 85, 86, 108
摂食・嚥下障害患者における摂食状況のレベル　72
摂食・嚥下障害対策　108
摂食・嚥下障害治療に関するEBM　73
摂食・嚥下障害臨床的重症度分類　85, 86, 105
摂食・嚥下能力のグレード　72, 120
摂食・嚥下の機能発達　81
摂食・嚥下補助装置　125
摂食拒否　82
摂食訓練　96, 97, 120
摂食姿勢　96, 98, 101
摂食ペース　101
摂食方法　99
舌神経　77
舌接触型口蓋補助床　125
舌尖挙上訓練　93
舌背挙上訓練　93
ゼリー食　113
ゼリー摂取　97
前傾側臥位　90
先行期障害　81, 97, 98

前部弁蓋部症候群　119
造影剤　31
増粘剤　113
速崩錠　66
咀嚼　81
咀嚼嚥下　8,33,41,85,86
咀嚼加齢変化　38
咀嚼訓練　93
咀嚼訓練用模擬食品　98
咀嚼困難・不全　97
咀嚼負荷嚥下法　85,86,87,88

た

体位ドレナージ　90
体位変換　90
体力増強　93
唾液分泌加齢変化　38
タッピング　90
段階的摂食訓練　5
段階的摂食訓練食　112
窒息　97
中咽頭収縮筋　79
中間神経　77
直接訓練　96,96,98
直接訓練の開始基準　96
治療志向的検査　31
低栄養状態　111
ティルト式車椅子　98
電気刺激法　4
頭部屈曲　33
徒手的呼吸介助手技　90
トロミ　97,101

な

内視鏡　94
内視鏡的胃瘻造設術（PEG）　49,61,62,63
難易度　4
軟口蓋挙上訓練　93
入院時初期評価　108
認知　97,98
認知症　46

脳幹型の偽性球麻痺　119
脳血管障害　46
脳血管性パーキンソン症候群　119
脳神経　76
脳神経学的所見　17
脳卒中　71

は

パーキンソン症状　65
パーキンソン病　66,121,122
バイオフィードバック　94
バイオフィルム　45
発声訓練　93
ハフィング　90
バリウム　31
バルーン拡張法　33,116
バルーン食道拡張法　93
反回神経　80
反復唾液嚥下テスト　18
非VF系摂食・嚥下障害評価フローチャート　21
一口量　97,99,101
表面筋電図　94
表面電極　52
病歴　13
病歴聴取　16
披裂喉頭蓋筋　80
披裂前方傾斜　27
披裂内転　94
複数回嚥下　97,102
服薬　68
不顕性誤嚥　31
プロセス・モデル（process model）　7,86

ま

末梢神経系　76
味覚加齢変化　37
水飲みテスト　19
命令嚥下　7,33,86
メンデルゾーン手技　94
模擬食品　31

問診　13,16

や

薬剤嚥下　69
薬物治療　65
優先順位　92
要介護高齢者　45,129
横向き嚥下　97,102
よつばい位　8
4期モデル（four stage model）　7

ら

理学療法士　97
リクライニング　32,98

リスク管理　102
リハビリテーション　108
リハビリテーション手技　120
輪状咽頭筋　79
輪状咽頭筋開大不全　115
輪状咽頭筋切断術　55
輪状甲状筋　79
臨床的重症度分類　72
臨床的評価　16
冷圧刺激法　93,94

わ

ワレンベルグ症候群　117

編著者略歴
馬場 尊【ばば みこと】

1990 年	藤田学園保健衛生大学医学部卒業
1996 年	藤田保健衛生大学医学部リハビリテーション医学講座 助手
1997 年	米国ジョンズ・ホプキンス大学リハビリテーション科留学（1年間）．
2001 年	藤田保健衛生大学病院リハビリテーション科赴任 医局長
2001 年	藤田保健衛生大学医学部リハビリテーション医学講座 講師
2004 年	藤田保健衛生大学衛生学部（現医療科学部）リハビリテーション学科 教授．現在に至る．

所属学会など
日本摂食・嚥下リハビリテーション学会理事
日本摂食・嚥下リハビリテーション学会資格制度準備委員長・編集委員・医療検討委員
日本リハビリテーション医学会国際委員
日本リハビリテーション医学会専門医

編著者略歴
才藤栄一【さいとう えいいち】

1980 年	慶應義塾大学医学部卒業
1986 年	慶應義塾大学医学部リハビリテーション科 助手
1990 年	東京都リハビリテーション病院リハビリテーション科 医長
1995 年	藤田保健衛生大学医学部リハビリテーション医学 助教授
1998 年	藤田保健衛生大学医学部リハビリテーション医学 教授
2007 年	Johns Hopkins 大学 客員教授 現在に至る．

社会活動
日本摂食・嚥下リハビリテーション学会理事長
日本リハビリテーション医学会理事
日本義肢装具学会理事
全国理学療法士・作業療法士学校連絡協議会会長
Dysphagia (International Journal) 編集委員
リハビリテーション医学会専門医

©2008　　　　　　　　　　　　第 1 版発行　2008 年 9 月 16 日

摂食・嚥下障害リハビリテーション

（定価はカバーに記載してあります）

編　著　　馬　場　　　尊
　　　　　才　藤　栄　一

発行所　　株式会社 新興医学出版社
発行者　　服　部　治　夫

〒113-0033 東京都文京区本郷 6 丁目 26 番 8 号
電話　03 (3816) 2853
FAX　03 (3816) 2895

検印省略

印刷　三報社　　　　　　　　　　ISBN978-4-88002-677-0

- 本書および CD-ROM (Drill) 番の複製権・翻訳権・譲渡権・公衆送信権（送信可能化権を含む）は株式会社新興医学出版社が所有します．
- JCLS 〈㈱日本著作出版権管理システム委託出版物〉
  本書の無断複写は著作権法上での例外を除き禁じられています．複写される場合はその都度事前に㈱日本著作出版権管理システム（電話 03-3817-5670, FAX 03-3815-8199）の許諾を得てください．